AF318121

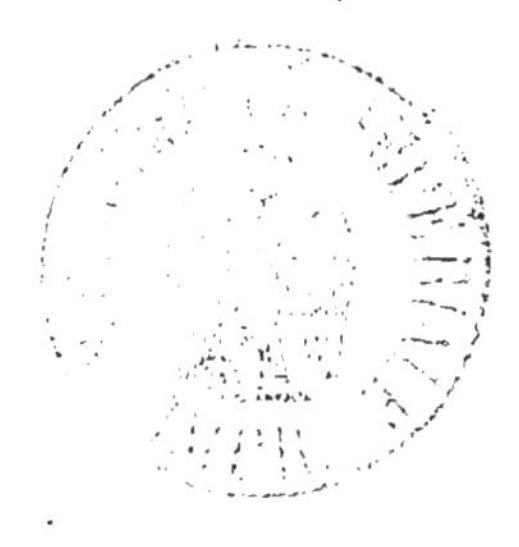

PERFORATIONS

SPONTANÉES

DE L'ESTOMAC.

Paris. Imp. F. Locquin, r. N.-D. des Victoires.

RECHERCHES MÉDICALES

POUR SERVIR A L'HISTOIRE

DES

SOLUTIONS DE CONTINUITÉ DE L'ESTOMAC,

DITES

PERFORATIONS SPONTANÉES;

Par AMÉDÉE LEFÈVRE,

Médecin-Président de la marine, Chevalier de l'ordre de la Légion-d'Honneur,
Vice-Président de la Société d'agriculture, sciences et belles-lettres de Rochefort
Associé correspondant aux Sociétés royales de médecine de Toulouse,
Bordeaux, etc., etc.

> « Ubi vehemens dolor urget, scrutandum nobis est, an
> « succus plurimus, an spiritus cui non sit exitus, an gra-
> « vis moles, an mordens humor, an siccus affectus subsit. »
> (*Galenus, method. medendi.* Lib. XII.)

Malgré de nombreux travaux, publiés depuis quarante ans sur les perforations de l'estomac, l'histoire de ces lésions est encore pleine d'obscurité. Cependant, soit qu'on les regarde comme des maladies particulières, soit qu'on admette qu'elles ne sont qu'un mode possible de terminaison de quelques lé-

1842

RECHERCHES MÉDICALES

POUR SERVIR A L'HISTOIRE

DES

SOLUTIONS DE CONTINUITÉ DE L'ESTOMAC,

DITES

PERFORATIONS SPONTANÉES;

Par AMÉDÉE LEFÈVRE,

Médecin-Président de la marine, Chevalier de l'ordre de la Légion-d'Honneur,
Vice-Président de la Société d'agriculture, sciences et belles-lettres de Rochefort
Associé correspondant aux Sociétés royales de médecine de Toulouse,
Bordeaux, etc., etc.

> « Ubi vehemens dolor urget, scrutandum nobis est, an
> « succus plurimus, an spiritus cui non sit exitus, an gra-
> « vis moles, an mordens humor, an siccus affectus subsit. »
> (*Galenus, method. medendi.* Lib. XII.)

Malgré de nombreux travaux, publiés depuis quarante ans sur les perforations de l'estomac, l'histoire de ces lésions est encore pleine d'obscurité. Cependant, soit qu'on les regarde comme des maladies particulières, soit qu'on admette qu'elles ne sont qu'un mode possible de terminaison de quelques lésions de l'organe où elles se présentent le plus habituellement, leur étude intéresse à un haut degré. La rapidité avec laquelle, dans la généralité des cas, ces affections marchent vers une terminaison fatale, l'ensemble des symptômes effrayants qui les accompagnent, et la grande analogie de ces symptômes avec ceux qui suivent l'ingestion de certaines substances vénéneuses, pouvant, dans quelques cas, soulever de hautes questions de médecine légale, il importerait qu'on fût éclairé sur leur mode de génération et qu'on pût établir d'une manière positive les caractères qui différencient les perforations dites spontanées, de celles produites par l'intoxication. D'illustres médecins ont fourni, à diverses époques, des renseignements précieux sur divers points de leur histoire; mais, de l'aveu même de ces médecins, il reste beaucoup de faits à éclaircir. Nous pensons donc qu'il est du devoir de chaque praticien de recueillir et de publier avec soin tous les cas de perforation de l'estomac qui parviennent à leur connaissance. C'est mu par cette idée que nous commençons ce travail, heureux si en le poursuivant nous parvenons à soulever un des coins du voile qui nous cache les divers modes de formation de ces dangereuses solutions de continuité.

Une circonstance douloureuse m'ayant fourni l'occasion de donner des soins à une dame qui succomba à cette affreuse maladie, je fus conduit naturellement à faire des recherches sur ce sujet obscur de la pathologie. Pour marquer mon point de départ, et pour atteindre le but que je viens d'indiquer, je crois devoir faire précéder l'observation dans laquelle est relaté le récit du fait dont j'ai été témoin d'un aperçu analytique et chronologique des travaux qui ont paru sur les perforations de l'estomac; et comme il est indispensable de bien connaître la structure d'un organe, la manière dont il exécute les fonctions dont il est chargé, et les diverses modifications qu'il peut éprouver dans son état normal, avant de chercher à expliquer le mode de formation des lésions dont il peut être le siège, je ferai suivre cet aperçu d'une esquisse sur la dis position anatomique du ventricule et d'un résumé de quelques expériences dont il a été l'objet de la part des physiologistes. Je crois nécessaire de rappeler préliminairement ces considérations anatomo-physiologiques, car elles me seront d'un grand secours pour appuyer mon opinion sur le mode de production, presque méconnu jusqu'ici, d'un assez grand nombre de perforations de l'estomac qu'on a qualifiées de spontanées. A l'observation que j'ai recueillie j'en joindrai plusieurs autres : les unes sont prises dans d'anciens recueils de médecine, les autres inédites m'ont été communiquées par des médecins expérimentés. A l'aide de ces documents précieux je pourrai poser les bases d'une histoire générale de ces perforations, et exposer quelques données thérapeutiques, qui me paraissent découler naturellement du mécanisme d'après lequel je suppose qu'elles s'établissent.

§ I.

HISTORIQUE.

Les faits relatifs aux solutions de continuité de l'estomac sont restés longtemps disséminés dans les divers traités de médecine, dans les Mémoires des sociétés savantes et dans les journaux scientifiques. On se bornait ainsi à tenir note d'un fait qui sortait des limites ordinaires de l'observation ; et comme autrefois l'étude de l'anatomie pathologique était presque complètement négligée, ces notes étaient toujours incomplètes; car on s'occupait peu d'y établir ce qui se rattachait à la situation, à la forme et à l'étendue de ces solutions de continuité, et de les comparer entre elles. Admises comme possibles, on cherchait à se rendre compte de leur mode de formation à l'aide de théories plus ou moins spécieuses, déduites des doctrines médicales en faveur. Aussi, pendant les dix-huit siècles de règne de l'humorisme, c'est aux propriétés corrosives que peuvent acquérir les liquides sécrétés dans l'appareil digestif, qu'on fait jouer le principal rôle dans le mécanisme de leur génération. Galien , Alexandre de Tralles, Cœlius-Aurélianus , Boerhaave et van Swieten, son commentateur, Hoffmann, ont avancé que l'âcreté, l'alcalinité , la chaleur ou l'acidité des humeurs qui affluent dans l'estomac, pouvaient, dans certains cas, produire des phénomènes analogues à ceux que développent certains poisons et perforer les parois du ventricule.

A la fin du dix-huitième siècle, J. Hunter, ayant trouvé l'estomac perforé chez un prisonnier qui s'était laissé mourir de faim, en rapporta la cause à une altération du suc gastrique modifié dans sa composition chimique. Presque à la même époque Spallanzani, d'après les nombreuses expériences qu'il faisait sur les propriétés du suc gastrique, fut conduit à admettre que ce suc pouvait , dans certaines circonstances, donner lieu à des perforations. Cette nouvelle théorie sur l'action dissolvante du suc gastrique, qu'on regardait comme le seul agent des ramollissements et des perforations de l'estomac , fut vivement appuyée en Angleterre par Burns, Adams, Wilson Philip, Baillie , etc.; de nos jours, ainsi que nous le verrons plus loin, elle a été remise en faveur par un autre médecin anglais, le docteur Carswell.

Gérard, dans sa dissertation inaugurale, présentée à la faculté de médecine de Paris (1), essaya de généraliser les faits jusqu'alors épars de perforations de l'estomac, et de poser les bases de leur diagnostic. Rejetant l'opinion qui fait résider la cause de ces perforations dans l'action corrosive des humeurs, et faisant observer, avec raison, que la surface de l'organe devrait être altérée dans une très grande étendue, il place cette cause dans l'ouverture d'un abcès formé dans l'épaisseur des parois de l'estomac et appuie son opinion sur une observation consignée dans l'*Anatomie médicale* de Lieutaud, observation dans laquelle du pus avait été trouvé entre les membranes de l'estomac, chez un sujet qui avait longtemps souffert de cet organe.

____

(1) *Des perforat. de l'estomac, etc.*, Paris, 1803 , in-8°.

En 1800, Joseph Morin, de Dijon, présenta à la même faculté des considérations générales sur les érosions de l'estomac (1). Celte thèse, dédiée au professeur Chaussier et rédigée d'après les idées de ce célèbre maître, contient la définition suivante de l'érosion : corrosion, *diabrosis, anabrosis*, « est la destruction graduelle du tissu d'une partie qui présente une surface iné-gale, des bords frangés, denticulés, comme s'ils eussent été mangés, entamés par des insectes. » Ce mode d'altération se forme dans tous les tissus ; sa marche ordinairement lente est parfois très rapide. Morin rejette comme Gérard : 1° l'opi-nion des anciens sur l'action des liquides qu'ils comparaient aux eaux fortes, aux sels arsénicaux, etc.; 2° celle de quel-ques modernes qui les attribuèrent à une sorte d'usure, due à une espèce de frottement ; 3° celle enfin des pathologistes qui, à l'exemple de Cruikshank, en ont vu la cause dans l'augmen-tation d'action des vaisseaux lymphatiques ou des suçoirs ab-sorbants. Pour ce médecin, les perforations sont dues à un tra-vail d'érosion qui est une action morbide très complexe. Selon lui, ce travail est essentiellement le produit de l'action des solides ; il dépend toujours d'un certain degré d'irritation, qui amène successivement la stase des liqueurs dans le tissu d'une partie, le développement de ses vaisseaux, l'augmentation de leur action, le changement de circulation, de nutrition, et enfin la fluidification des molécules qui en formaient la con-sistance.

1808 (27 mars). M. Leroux donne lecture à la Société de médecine de Paris d'une observation de perforation de l'esto-mac avec adhérence à la rate (2). Ce dernier viscère faisait une paroi prolongée de l'estomac et empêchait que les aliments ne s'épanchassent dans la cavité abdominale : à l'endroit de l'ad-hérence se trouvait un trou parfaitement rond, d'un pouce en-viron de diamètre. Cette perforation communiquait à une ca-vité formée dans la rate. Cette cavité avait environ dix-huit

---

(1) Thèses de Paris, n° 108, in-4°.

(2) *Recueil de la Société de Médecine de Paris*, avril 1838.

lignes à deux pouces de profondeur. Le sujet, porteur de cette singulière lésion, avait éprouvé deux ans auparavant des troubles graves dans la fonction de la digestion ; il succomba après cent quatre-vingt-deux jours de maladie.

Le même jour, M. Chaussier présente à la même Société un estomac perforé et adhérent également à la rate.

1811 et 1813. Jæger (1) publie deux mémoires dans lesquels il cite plusieurs exemples de perforations de l'estomac, qu'il attribue à l'action chimique des liquides versés dans ce viscère, qui deviennent fort riches en acide acétique, par suite d'un état morbide préexistant des solides. Contradictoirement à l'opinion de Hunter, Jæger cherche à démontrer que les perforations ne se font pas après la mort, mais bien pendant la vie : par suite d'une soustraction de l'influence nerveuse, l'estomac tombe dans une sorte d'état paralytique, qui facilite le développement d'un excès d'acide acétique et son action sur les parois affaiblies de l'estomac. Cet état morbide, qu'on a désigné depuis sous le nom de ramollissement gélatiniforme, n'a été d'abord bien connu en Allemagne que par la description qu'en a donnée ce médecin.

1815. M. Gastelier insère dans le Journal de médecine une observation de perforation spontanée de l'estomac que nous rapporterons en entier (2).

1818. Le docteur Camerer de Stuttgard (3) publie un travail qui contient le récit des expériences qu'il a faites sur le ramollissement de l'estomac ; en voici le résumé : Il prit le liquide que contenait l'estomac de deux enfants morts avec un ramollissement gélatiniforme de cet organe, et le laissa pendant douze heures en contact avec la muqueuse de l'estomac sain d'un cadavre, et sous l'influence d'une chaleur de vingt degrés. Au bout de ce temps les membranes de l'organe-expérience furent

____

(1) *Journal de médecine pratique d'Hufeland*, mai 1811 ; *Bibliothèque médicale*, *tome* XXXIX, page 88.

(2) *Journal de médecine*, tome XXXIII, mai 1815, page 24.

(3) *Expériences sur le ramollissement de l'estomac*, 1818.

trouvées dissoutes jusqu'au péritoine, partout où le liquide avait été en contact avec elles. Le même liquide, introduit dans l'estomac d'un lapin vivant ne produisit aucun effet fâcheux. Déposé dans l'estomac d'un lapin mort, il en détermina le ramollissement. Si pendant la vie on coupait dès deux côtés les nerfs qui se rendent à l'estomac avant d'y introduire le liquide, le phénomène de ramollissement aurait lieu ; la section des nerfs sans l'introduction du liquide ne déterminait aucun ramollissement. Comme on le voit, ces expériences viennent appuyer l'opinion de Jæger, sur le mode de formation des perforations de l'estomac.

Le 28 septembre 1818 (1), dans un discours prononcé à la séance publique annuelle de médecine d'Evreux, le professeur Chaussier exposa quelques réflexions sur les perforations de l'estomac, qu'il avait eu l'occasion de rencontrer plusieurs fois dans sa pratique.

« La forme, dit-il, l'étendue, la situation de ces perforations présentent de grandes différences; quelquefois elles sont petites, circulaires, ayant un diamètre de vingt-cinq à trente millimètres, comme je l'ai vu dans le corps du célèbre Darcet. D'autres fois, elles sont irrégulières et assez grandes, pour pouvoir y passer non seulement deux ou trois doigts, mais encore la main entière. Quant à leur situation, ces perforations peuvent survenir sur tous les points de l'estomac; mais, le plus souvent, je les ai rencontrées à la base ou grosse extrémité, à la portion de l'organe qui s'appuie contre la rate, contre le diaphragme. Quelquefois ces perforations laissent épancher, dans la cavité de l'abdomen, les liqueurs qui sont contenues dans l'estomac, ou que l'on donne en boisson. Une fois seulement, où l'ulcération avait son siège à la portion de l'estomac qui touche le diaphragme, j'ai trouvé dans la cavité gauche du thorax une portion des bouillons ou autres boissons qui avaient été données à la personne dans les derniers temps de sa maladie. Souvent on n'aperçoit aucun épanchement. La portion de l'estomac qui est ulcérée, est accolée contre les parties circonvoisines ; et si, à

---

(1) *Annuaire de la Société de Médecine, Chirurgie et de Pharmacie du département de l'Eure*, 1818, page 6.

l'ouverture on se borne au premier coup d'œil, l'estomac paraît être dans son état d'intégrité ; mais, en parcourant les contours de ce viscère, en le soulevant légèrement, on détruit ces points de contact, et il s'en écoule un liquide légèrement visqueux, qui, au toucher, parait doux et onctueux. Loin d'avoir de la fétidité, il m'a paru avoir quelquefois une odeur légèrement musquée ; mais toujours il est brunâtre et mélangé de flocons ou molécules noirâtres, comme si une poudre de charbon très fine était délayée dans une sérosité muqueuse. Les bords de ces perforations sont mous, frangés, quelquefois enduits d'un liquide noirâtre plus ou moins marqué ; partout ailleurs l'estomac conserve sa forme, sa consistance ordinaire : on n'y aperçoit aucune trace d'engorgement, d'inflammation ; seulement les réseaux capillaires de sa membrane folliculeuse ou intérieure paraissent être plus développés surtout dans le voisinage de la perforation. »

« Quelquefois ces sortes de distractions ou perforations de l'estomac se forment tout à coup ou en peu d'heures, dans des personnes qui, d'ailleurs, paraissent jouir d'une bonne santé ; mais le plus ordinairement, je ne les ai rencontrées qu'après quelques jours, et dans des cas où on ne pouvait certainement soupçonner aucune cause de violence extérieure ou d'empoisonnement.

Cette même année 1818, à l'occasion d'un fait de perforation de l'estomac d'une femme, lequel avait soulevé une accusation capitale contre le mari (1), on vit un des plus beaux triomphes du célèbre professeur dont nous venons de rapporter les idées, puisqu'il parvint à sauver de l'échafaud les malheureux contre lesquels d'injustes soupçons s'étaient élevés. Le rapport d'un premier expert établissait, d'après l'étendue de cette perforation, d'après la nature des désordres que présentait le ventricule et d'après celle du liquide qui s'en était échappé, que la mort avait été le résultat de l'introduction dans l'estomac d'une substance caustique au moyen d'un véhicule quelconque, et qu'aucune maladie ne pouvait détruire une aussi grande portion de la substance animale vivante. Chaussier, appelé à donner son opinion sur un fait aussi grave, rédigea

---

(1) *Dictionnaire des sciences médicales*, tome XL, page 338.

une consultation à laquelle adhérèrent MM. Pinel, Hallé, Pelletan, et dans laquelle il établit au contraire que l'ensemble des phénomènes observés démontrait d'une manière évidente que la mort avait dépendu d'une cause morbide cachée, qui s'était portée sur les organes malades et y avait produit les diverses altérations que l'on avait trouvées à l'ouverture du cadavre (1).

En 1819, M. Lainé (2) soutint une thèse dans laquelle furent rassemblés tous les faits nouveaux dont venait de s'enrichir l'histoire des perforations de l'estomac. Comme tous les disciples de Chaussier, ce médecin combat l'opinion de Hunter et de Spallanzani sur l'action des liquides de l'estomac pour en opérer la perforation ; il rejette également l'opinion sur la dilatation subite des gaz, ainsi qu'on l'observe chez les animaux, et il affirme que ces lésions sont produites par une action morbide qui éclate dans les solides, mais qui peut devoir quelques uns de ses effets à la faculté dissolvante que sont susceptibles d'acquérir les sucs sécrétés par les solides en proie à cette action d'érosion.

Le même médecin donne, dans son travail, les moyens à l'aide desquels on peut distinguer une perforation spontanée de l'estomac d'avec celle qui pourrait dépendre d'un empoisonnement, ils consistent : 1° à apprécier, avec soin, toutes les circonstances qui ont précédé la mort, afin de s'assurer s'il n'existait pas quelque affection organique ; 2° à bien étudier la forme, la disposition des bords de la perforation, et à voir quelle est leur couleur ; 3° à recourir à l'analyse chimique des

---

(1) M. Raige Delorme, fils de l'auteur du premier rapport a, dans sa dissertation inaugurale intitulée : *Considérations médico-légales sur l'empoisonnement par les substances corrosives*, Paris 1819, entrepris de réfuter l'opinion du professeur Chaussier : il l'a fait avec talent, et quoique son but n'ait pas été atteint, cet article l'honore autant comme fils que comme médecin (*).

(2) *Considérations médico-légales sur les érosions et perforations de l'estomac*, thèse de Paris, 1819, in—4°.

matières trouvées dans l'estomac et dans le bas-ventre, comme au moyen le plus capable de dissiper tous les doutes ; 4° enfin à examiner l'état des parties du tube digestif, par lesquelles les substances toxiques ont pu pénétrer dans le ventricule, afin de s'assurer si elles ne portent pas des traces de leur action corrosive.

L'article *Perforation* du *Dictionnaire des Sciences Médicales* (1) rédigé par MM. Percy et Laurent, parut aussi en 1819. Cet article, presque entièrement consacré à l'étude des perforations de l'estomac, les divise en trois classes : 1° Les perforations pour cause externe ; 2° les perforations gangréneuses à la suite d'une inflammation aiguë, celles qui sont la suite d'un squirrhe, d'un cancer, ou qui sont déterminées par un vomitif ; 3° des perforations spontanées ou par érosion. Sont ensuite rapportées plusieurs observations appartenant à chacune de ces classes. A l'occasion de celles qui se rattachent à la seconde classe, les auteurs de cet article demandent si on ne pourrait pas rapporter à une déchirure semblable à celles qui se remarquent quelquefois sur les bestiaux qui ont mangé des herbes mouillées, les perforations survenant après l'ingestion de certaines substances alimentaires. Pour expliquer les désordres qui accompagnent les faits de la troisième classe, ils critiquent les idées de Hunter et de Spallanzani pour les rejeter, et adoptent celles du professeur Chaussier.

Des considérations médico-légales terminent cet article, résumé complet de la science à l'époque où il paraît. Ces considérations tendent à établir les caractères qui peuvent servir à distinguer les perforations produites par une cause interne de celles qui sont le résultat d'un empoisonnement. La consultation précitée clot ce travail remarquable.

1820. Un disciple de l'école physiologique, le docteur Desruelles, publie le résultat de ses observations sur les perfora-

____

(1) Tome XL, page 314.

tions (1). Ce médecin commence par établir que , quelque légère que soit la rougeur de l'estomac , pour peu qu'elle offre une capillarité plus prononcée dans certains points , on peut affirmer qu'elle est la trace d'une inflammation et non l'effet d'un trouble général dans l'économie. Quant aux perforations , il dit, que dans l'état actuel de la science , on doit les regarder comme le résultat du passage à la gangrène d'une inflammation phlegmoneuse de l'estomac.

1821. Le 5 juin , **M. Desgranges**, médecin à Lyon, communiqua à la Société de médecine de Paris une observation sur une perforation spontanée d'un estomac *sain, sans cause externe et sans maladie antérieure* (2). Dans le rapport fait à la suite de cette observation, le docteur Gaultier de Claubry fait remarquer, avec juste raison, qu'on n'aurait pas du regarder comme sain un estomac qui donnait lieu depuis quatre ans à des souffrances plus ou moins vives. Quant à l'opinion émise par M. Desgranges sur le mode de formation de cette perforation, qu'il attribue à une usure, à un éclat subit d'un point très petit des parois de l'estomac, parce que le reste de l'organe était dans un état d'intégrité remarquable, et que la perforation avait une forme circulaire à contour net, uni , égal, sans nul empreinte ni trace morbide, M. de Claubry tire, au contraire, de la forme même de cette perforation, de l'état de ses bords coupés à pic, des conséquences qui lui font rejeter la théorie mécanique du médecin de Lyon, et penser que la solution de continuité s'est établie par un véritable travail d'érosion, suite d'une inflammation chronique de l'estomac produite elle-même par des erreurs de régime, et entretenue par une alimentation journalière trop abondante, des peines d'esprit et des chagrins trop prolongés.

1823. Le docteur Rausch, de Saint-Pétersbourg (3), donne

---

(1) *Journal universel de médecine* , tome **XIX** , page 231.

(2) *Journal général de médecine*, tome 76 , 2. série , page 145.

(3) *Abhandl. aus dem Gebiete der Heilkunde*, page 142, Saint-Pétersbourg 1823.

une classification des perforations de l'estomac d'après les formes qu'elles peuvent présenter. Il établit quatre classes de ces solutions de continuité. La première comprend les vrais ulcères à bords amincis, calleux, enflammés ou sphacélés. Alors, dit-il, les tuniques sont détruites peu à peu. La deuxième embrasse les déchirures du tissu parfaitement sain, à bords inégaux, frangés, plus ou moins enflammés par l'action des gaz, les efforts des vomissements, etc. La troisième classe traite des trous ronds, à bords lisses, sans suppuration, gangrène, inflammation, ramollissement ni épaicissement, mais parfois avec amincissement : on peut admettre que cet amincissement est progressif. La quatrième classe comprend les perforations produites par le ramollissement gélatiniforme nommé aussi *gastro-malaxie*.

1824. John North, chirurgien, publie des observations sur l'action du suc gastrique sur les parois de l'estomac (1). Il ne pense pas, avec Hunter, que ce qui est appelé digestion de l'estomac même puisse avoir lieu quand, cet organe étant très sain et rempli de suc gastrique, la mort est survenue tout a coup ; ni avec le docteur Mason Good, que si l'on a vu dans un ou deux cas l'estomac percé quand la mort a été précédée d'une maladie longue et générale, il est probable que dans ces cas l'organe gastrique lui-même n'était pas essentiellement affecté. Selon M. North, de quelque activité que jouisse le suc gastrique, la vitalité de l'estomac suffit pour résister à son action destructive. Il demande ensuite si la plus grande analogie n'existe pas entre le mode de production des ulcérations de l'estomac qui en amènent la perforation, et le développement de certains ulcères de la bouche qui doivent leur origine à de petites pustules connues sous le nom d'aphthes. La rapidité avec laquelle surviennent ces ulcérations tient probablement à quelque idiosyncrasie que doit découvrir l'exacte comparaison des

---

(1) *Lond. med. and chirurg. Journal*, octobre 1824.

résultats de l'anatomie pathologique avec les symptômes observés pendant la vie.

C'est en 1824 que M. Louis publia son beau mémoire sur le ramollissement avec amincissement de la membrane muqueuse de l'estomac (1). Bien que ce travail ne se rattache pas d'une manière directe à l'histoire des perforations de l'estomac, comme un organe dont l'état de ramollissement et d'amincissement est singulièrement prédisposé aux solutions de continuité, nous avons cru devoir indiquer ce mémoire qui donne les caractères suivants comme appartenant à cette maladie : marche lente, trouble marqué dans les digestions, vive épigastralgie ; elle se manifeste le plus ordinairement dans le cours de la phthisie. Les causes qui y prédisposent sont le sexe féminin, les excès de vin et de liqueurs alcooliques, la misère, une mauvaise nourriture.

C'est encore en 1824 qu'Abercrombie et Gardner firent paraître, le premier son mémoire sur l'inflammation et l'ulcération de l'estomac (2) ; le deuxième ses cas d'érosion et de perforation du canal alimentaire. N'ayant pu me procurer ces deux ouvrages, je regrette de ne pouvoir en présenter l'analyse.

1825. Le docteur Richter, de Berlin (3), indique quatre états morbides différents comme capables de produire une solution complète de continuité dans les parois de l'estomac. Ces états sont : 1° la gangrène locale, 2° le squirrhe, 3° l'ulcération aiguë et chronique ; 4° le ramollissement gélatiniforme. Examinant ensuite chacun de ces états sous le rapport de leur étiologie, de leur symptômatologie et des chances de guérison qu'ils peuvent offrir, le docteur Richter s'arrête davantage sur le quatrième ou ramollissement gélatiniforme ; il trouve peu concluantes les opinions émises sur la cause de ce mode de perfo-

---

(1) *Archives de médecine*, tome V, page 5.
(2) *Journal de médecine et de chirurgie d'Edimbourg.*
(3) *Horns Archiv.*, page 222, 1824 ; *id. complémentaire*, 22ᵉ volumes, page 220.

ration de l'estomac, et le fait dépendre de ce que les organes qui en sont le siège retombent dans des conditions qui leur appartenaient à une époque moins avancée de la vie, et cela par une activité plus grande des vaisseaux absorbants. Il cite en faveur de son opinion l'absorption, dans le jeune âge, du conduit artériel, du thymus, des vaisseaux ombilicaux, de l'ouraque, et un grand nombre de ramollissements et de rétrogadations observés à diverses époques sur d'autres organes. Selon le docteur Richter, les tuniques muqueuse et musculeuse de l'estomac sont surtout exposées à la rétrogradation. Le péritoine n'y participe pas et se rupture alors par cause mécanique, c'est à dire par les violents efforts de vomissements qui précèdent la mort.

Cette même année, le professeur Broussais (1) soutint que, quoique les perforations de l'estomac soient assez fréquemment le résultat des phlegmasies du bas-fond, consécutives à celles de la région pylorique, elles peuvent être produites par des phlegmasies partielles primitives, qui se dirigent perpendiculairement à l'axe du ventricule, au lieu de le parcourir en effleurant sa superficie. Ces deux modes d'inflammation sont aussi bien possible dans le tissu des membranes, dit-il, que dans celui de la peau, et l'autopsie suffit pour en convaincre les moins crédules. Quant aux causes, elles ne peuvent différer de celles des autres gastrites. Aussi la proposition CLV, en plaçant la perforation au rang des effets possibles de l'irritation qui déterminent la boulimie, n'affirme-t-elle pas que ce mode d'altération ne puisse coïncider avec un autre groupe de symptômes.

1827. J.-H. Becker examine dans un mémoire spécial (2) quelles sont d'abord les circonstances spéciales qui peuvent s'opposer à l'épanchement dans le bas-ventre des matières contenues dans l'estomac : ce sont 1° les adhérences de l'es-

---

(1) **Développement des propositions relatives à la pathologie, page 324,** commentaire de la proposition CLV.

(2) *Journal complémentaire du dictionnaire des sciences médicales,* tome **XXIX**, pages 110 et 231.

tomac aux parties voisines, rate, foie, diaphragme, colon ;
2° l'établissement au dehors, ainsi qu'on en rapporte plusieurs
exemples, d'une fistule stomacale ; 3° l'occlusion de la perforation par une tumeur anormale, ainsi que Pascalis de New-York
en donne un cas remarquable ; 4° l'ouverture de la perforation
dans un sac membraneux. L'auteur expose ensuite les phénomènes caractéristiques de l'épanchement, tels que la douleur,
le brisement des forces, la cessation des vomissements, la roi-
deur du ventre, sa distension graduelle par des gaz, la sensation particulière que les malades éprouvent d'une lourde masse
qui se précipite vers le côté où ils se couchent, le froid glacial
des extrémités, la chute graduelle du pouls, l'intégrité des facultés intellectuelles. Passant à l'énumération des signes qui peuvent faire distinguer une perforation spontanée d'avec celle qui
pourrait dépendre d'un empoisonnement, signes que M. Laisné
avait déjà énumérés, il termine son travail en indiquant les
différences que présentent les perforations de l'estomac, sous
le rapport de leur forme, de leur diamètre, de leur situation
et de l'état de leurs alentours. Ces caractères différentiels sont fort
importants à se rappeler.

Ces considérations générales sont suivies d'un essai de classification. Sans s'arrêter aux divisions établies par Richter et
Rausch, qu'il indique cependant, Becker établit d'abord deux
grandes divisions qui comprennent : la première, les gastro-
broses accidentelles, qui dépendent de causes externes ; la
deuxième, les gastrobroses spontanées, qui tiennent à des causes internes, dynamiques et organiques. Les sous-divisions
sont : pour la première classe, 1° la gastrobrose traumatique,
qui peut être produite par des instruments tranchants ou pi-
quants, par des corps contondants ou par des gaz qui se dégagent subitement d'aliments pris en grande quantité et susceptibles d'en produire ; 2° la gastrobrose toxique ou produite par
l'action chimique d'un poison sur l'estomac. Les sous-divisions
de la deuxième classe sont au nombre de six ; savoir : 1° la
gastrobrose gangréneuse ; 2° la gastrobrose ulcéreuse ; 3° la

gastrobrose carcinomateuse ; 4° la gastrobrose produite par amincissement des tuniques de l'estomac ; 5° la gastrobrose produite par le ramollissement de la tunique muqueuse ; 6° la gastrobrose spontanée.

1828. C. H. Ebermaier trouvant que, malgré les travaux de ses prédécesseurs, l'acte qui produit les perforations de l'estomac n'était pas connu dans ses diverses nuances, se décide à publier (1) les remarques qu'il a faites au sujet d'une observation, qu'il rapproche de huit autres analogues de perforations arrondies de l'estomac à bords tranchés nets, lisses et non ramollis. Il pense que ces formes particulières ne peuvent trouver place dans aucune des divisions admises par le professeur Becker. Après un examen rapide des opinions émises sur le mode de génération des perforations de l'estomac, et un résumé des caractères généraux des neuf observations qu'il a rapportées, il se trouve porté à conclure 1° que les perforations régulières de l'estomac ne sont jamais le résultat accidentel ou mécanique d'un spasme violent ; 2° qu'elles ne consistent pas dans un squirrhe ou un cancer de l'estomac ; 3° qu'elles ne sont pas la suite d'une inflammation chronique ordinaire ; 4° enfin qu'elles ne sont pas la suite d'un ramollissement des parois de l'estomac ; mais qu'elles dépendent d'un travail régulier, uniforme, marchant sans cesse depuis l'origine de la maladie.

1829. Le professeur Andral, qui déjà en 1826 (2) avait donné son opinion sur le mode de formation des perforations de l'estomac, donne de nouveau, dans son *Traité d'anatomie pathologique* (3), des considérations sur ces lésions. Il les divise d'abord en deux classes. 1° Celles qui surviennent chez des sujets ayant présenté pendant la vie des signes plus ou moins tranchés d'une affection soit aiguë, soit chronique ; 2° celles qui s'établissent chez des individus très bien portants, qui sont

---

(1) *Rust's magasin*, t. XXVI, et *Journal complémentaire*, tome XXXI, page 23 et 163.

(2) *Dictionnaire de médecine*, article *perforation*, tome XVI, page 277.

(3) Tome II, page 104.

pris subitement. de douleurs abdominales, et succombent en
très peu de temps, l'estomac ne présentant qu'une déchirure
plus ou moins étendue sans autre lésion. A la question de savoir si les parois de l'estomac peuvent dans certains cas se
laisser. fortement distendre par des gaz pour qu'il en résulte
une perforation par déchirure mécanique, il répond que le
fait a été observé chez les animaux, mais qu'on n'en a pas encore
recueilli d'exemple chez l'homme. Passant ensuite à l'examen
des explications données de la production des perforations dites spontanées , il regarde comme hypothétiques les opinions
de Hunter et de quelques modernes, qui en trouvent la cause
dans l'action corrosive du suc gastrique, de même que celle de
Chaussier, Laisné , Morin , qui en voient l'origine dans un
travail d'irritation qui tout à coup s'est développé en un
point de l'estomac. En terminant , il avoue qu'il est un certain
nombre de perforations dont la cause est loin de nous être
parfaitement connue.

Relativement aux signes anatomiques à l'aide desquels on
peut distinguer une perforation dite spontanée de celle qui est
due à l'action du poison, le professeur Andral pense que ceux
tirés de la forme de la perforation, de l'aspect que présentent
ses environs, de l'état du reste de l'estomac, sont fort incertains,
et que l'examen anatomique ne donne souvent que des probabilités plus ou moins grandes, mais jamais une entière certitude.

1830. Le docteur Carswell, médecin anglais, lit à l'Académie royale de médecine un Mémoire sur la dissolution chimique ou digestion des parois de l'estomac après la mort, suivies
de réflexions sur le ramollissement, l'érosion et la perforation
de cet organe chez l'homme et chez les animaux (1). Ce Mémoire est divisé en deux parties : l'une historique, l'autre expérimentale. Des faits rapportés dans cette deuxième, l'auteur
croit devoir déduire les conclusions suivantes :

1° Le ramollissement, l'érosion et la perforation peuvent se

---

(1) *Arch. gen.*, t. XXII, p. 266 et 269. Le Mémoire est inséré au *Journal hebdomadaire de médecine*, tome VII, pages 321 et 305.

faire et se font souvent après la mort chez des animaux sains
tués pendant le travail de la digestion ; 2° ces altérations reconnaissent pour cause le suc gastrique, et ce suc dans l'état
normal ; 3° il n'est pas nécessaire que ce suc soit dans un état
de suracidité, comme l'a prétendu Jæger, ni que les parois de
l'estomac aient été mises préalablement par une action morbide dans un état de ramollissement, comme l'a dit le docteur
Gardner ; 4° que l'acidité est le caractère essentiel de ce suc
gastrique et la cause de sa qualité digestive pendant la vie, et
de son action dissolvante après la mort ; 5° que cette dernière,
toute puissante sur l'estomac après la mort, est nulle sur ce
viscère pendant la vie ; 6° enfin, que bien que certaines érosions ou perforations morbides de l'estomac puissent être le
résultat d'un travail morbide, les opinions de Chaussier et de
Broussais, qui les ont rapportées toutes à cette cause, sont er-
ronnées.

Le 25 mai suivant (1), M. Andral fils, au nom d'une commission nommée par l'Académie, présente un rapport sur le Mémoire de M. Carswell, dans lequel il déclare que la commission, après avoir répété les expériences faites par l'auteur, a
obtenu les mêmes résultats ; mais qu'elle n'admet pas d'une
manière aussi absolue que lui la complète identité entre les ramollissements ainsi obtenus et ceux qu'on rencontre parfois
dans des estomacs d'hommes qui ont succombé pendant le travail de la digestion. Elle n'admet pas non plus, avec le médecin anglais, que le plus grand nombre des ramollissements,
érosions et perforations de l'estomac, au lieu d'être des effets
de maladies éprouvées par ce viscère pendant la vie, comme
le croient la plupart des médecins actuels, soient au contraire
dus à une action chimique qu'auraient exercée sur ce viscère,
après la mort, les sucs digestifs.

Dans le cours de cette même année, l'auteur anonyme de la

____

(1) *Archives de méd.*, tome XXIII, page 143.

Revue clinique des hôpitaux de Paris (1), soutient qu'il existe des ramollissements et des perforations spontanées de l'estomac, qui ne sont ni l'effet d'une irritation indéterminée ou spécifique, ni le résultat de l'action dissolvante des fluides, mais qui se rapportent à un trouble des fonctions assimilatrices par défaut de stimulus nerveux ou d'un principe vital quel qu'il soit; il donne pour preuve de cette assertion une observation recueillie dans le service de M. Récamier, à l'Hôtel-Dieu. C'est celle d'une jeune femme qui succomba au dix-neuvième jour d'une variole confluente. Son estomac était d'une mollesse telle qu'il se déchira avec la plus grande facilité; il n'y avait aucune trace d'inflammation sur la membrane muqueuse, le liquide contenu dans l'estomac ne donna à l'analyse qu'une très légère quantité d'acide chlorhydrique (2).

Au mois d'août 1830, M. Delpech, sous l'empire des réflexions que lui avait suggérées la discussion qui venait d'avoir lieu dans le sein de l'Académie au sujet du Mémoire de Carswell, publia (3) un article dans lequel il chercha à établir les caractères qui peuvent servir à faire distinguer les perforations qui s'opèrent pendant la vie, de celles qui se sont opérées après la mort; voici comment il s'exprime : « Toute perforation qui détruit la continuité des parois de la voie alimentaire, n'importe de quelle manière, est facile à signaler par les

---

(1) *Journal complémentaire du dictionnaire des sciences médicales*, tome XXXVII, page 193.

(2) J'ai rencontré il y a peu de jours (mai 1837), un ramollissement de cette nature chez un jeune soldat qui succomba dans mon service à une hydrocéphale aiguë. En voulant soulever l'estomac pour l'insuffler par l'ouverture pylorique, le seul déplacement du liquide qu'il contenait en opéra la rupture à sa partie inférieure, le long de la grande courbure et au voisinage du grand cul de sac. Bien que je n'aie pu recueillir et analyser le liquide verdâtre qu'il contenait, je suis porté, d'après les expériences de Camerer et celles de Carswell, à le regarder comme la cause de ce ramollissement, et je pense que son action n'est devenu sensible qu'après la mort. La membrane muqueuse d'une teinte pâle, était comme diffluente.

(3) *Memorial des hôpitaux du Midi*, p. 386, tome II.

symptômes de l'épanchement des matières dans le péritoine
et de son inflammation, et partout où la destruction de la continuité des organes n'a point été suivie de ces accidents formidables et des traces évidentes de l'inflammation au moins de la membrane séreuse, on peut assurer que le phénomène est cadavérique. » Une observation très remarquable recueillie par le savant professeur de Montpellier est ensuite rapportée en entier. Elle contient l'histoire d'une perforation de l'estomac survenue chez une dame atteinte depuis longtemps de douleurs de cet organe et de dérangement dans les fonctions nutritives. On parvint, à l'aide d'une diète absolue et de soins bien entendus, à enrayer les accidents formidables qui s'étaient développés à la suite de la solution de continuité, l'épanchement s'était circonscrit, des adhérences commençaient à s'établir. Huit jours d'une diète absolue parurent trop longs à ceux qui assistaient la malade. On voulut se relâcher d'un régime aussi sévère en condescendant à ses désirs et en lui permettant des aliments solides. Les vomissements qu'ils provoquèrent firent rompre les adhérences qui avaient circonscrit le premier épanchement. Il s'en fit un second qui devint mortel en peu de temps. L'autopsie confirma l'exactitude du diagnostic porté par Delpech.

1831. A l'occasion d'une perforation spontanée de l'estomac, communiquée à l'Académie de médecine par le docteur Duparcque, M. Maingault fait ressortir la nécessité de bien étudier l'état antérieur des malades ; car on qualifie de spontanées des perforations survenues lentement et graduellement.

En 1832 parait un Mémoire du docteur Rathelot (1). Dans ce travail on rappelle l'observation publiée en avril 1819, dans le *Journal de médecine*, d'une femme qui, en sortant d'un bal, avait été saisie de coliques, de vomissements fréquents.

L'auteur la vit deux jours après dans l'état le plus déplorable, pouls imperceptible, face hippocratique, extrémités froides, tympa-

----

(1) *Précis analytique des travaux de la Société de Médecine de Dijon,* page 38.

nite énorme, coïncidents avec l'intégrité des facultés intellectuelles ;
deux heures après elle n'existait plus. A l'autopsie il s'échappa
une énorme quantité de gaz, les intestins semblaient diminués de
volume. Un fluide brunâtre exhalant une odeur acide et alcoolique
était épanché dans le ventre ; l'estomac, dilaté outre mesure, était
enflammé dans toute son étendue ; la muqueuse offrait plusieurs
ulcérations, dont l'une, située à la grande courbure de ce viscère,
était de la largeur d'une pièce de cinq francs. Elle avait envahi
toutes les membranes, et formait une perforation qui avait permis
aux matières contenues dans l'estomac de s'épancher dans le péritoine. M. Rathelot explique la rapidité avec laquelle de pareilles
perforations s'établissent, en disant qu'on doit les considérer
comme le résultat d'une irritation spécifique extrêmement intense,
qui amène promptement une inflammation désorganisatrice.—A l'occasion de cette communication, une discussion s'éleva parmi les
membres de la société de Dijon, sur la cause des perforations de
l'estomac. Le résultat fut que le plus souvent rien, ni dans les circonstances antécédentes, ni dans les caractères offerts par ces lésions, ne peut expliquer leur rapide formation.

1833. Le docteur Caillard soutint quelques propositions sur
les perforations de l'estomac (1), dans lesquelles il établit que
lorsqu'elles se forment d'une manière lente, elles ne se com-
plètent qu'alors que leur circonférence a déjà contracté des
adhérences avec les parties voisines, de sorte qu'il ne s'établit pas de communication entre la cavité du ventricule et celle
du péritoine. Dans ces circonstances, l'ulcération continuant
toujours à faire des progrès, peut envahir les tissus voisins, et,
si dans ceux-ci se trouvent de gros vaisseaux, donner lieu à une
hémorrhagie promptement mortelle en détruisant leurs parois.
Trois observations sont citées à l'appui de cette proposition.
L'une a été recueillie dans le service de M. Petit, médecin à
l'Hôtel-Dieu, l'autre dans celui de M. Leveillé, médecin du
même hôpital, et la troisième dans le service de M. Kapeler,
médecin de l'hôpital Saint-Antoine.

1834. Le docteur Bineau publie une observation fort intéres-
sante (2).

---

(1) *Thèses de Paris*, n. 307, page 12.
(2) *Journal des connaissances médico-chirurgicales*, tome II, page 360.

C'est l'histoire médicale d'une femme âgée de quatre-vingts ans, qui, après avoir éprouvé des douleurs abdominales pendant fort longtemps, douleurs que l'on considère comme rhumatismales, s'aperçut un matin au lit, que sa chemise se mouillait, et, en se relevant, il jaillit tout à coup un jet de liquide clair et blanc comme de l'eau de roche, par une ouverture pratiquée dans l'hypochondre gauche et dans l'épaisseur d'un pli transversal que la courbure habituelle du tronc en avant avait fini par produire à la partie antérieure et supérieure de l'abdomen : c'était une fistule spontanée de l'estomac, qui, après quelques jours, se ferma complètement. Trois ans après, à la suite de douleurs assez vives, les liquides commencèrent à sortir par cette ouverture aussitôt qu'ils étaient avalés. Tous les moyens pour empêcher cette issue furent vains. La malade, tombée dans un état d'adynamie très prononcée, ne tarda pas à succomber.

Le docteur Bineau pense que cette double perforation, intéressant successivement l'estomac et la paroi abdominale, s'est établie par un travail d'ulcération spécial, et qu'elle doit être expliquée avec les idées de M. Chaussier.

1835. Plusieurs faits de perforations de l'estomac communiqués à la société médico-chirurgicale d'Édimbourg sont publiés par le journal de cette société. Ces observations n'offrent rien de particulier.

1836. Le docteur Bedaumine soutient devant la faculté de Montpellier une thèse (1) sur les perforations du tube digestif, dans laquelle il leur reconnaît deux modes principaux de formation : les unes se forment à la suite d'une inflammation aiguë, les autres à la suite d'une inflammation chronique. A. L'état aigu est le ramollissement inflammatoire d'un point de la muqueuse, nommé par M. Cruveilhier ramollissement gélatiforme, et par les Allemands, gastro-malaxie ; il atteint plus souvent les enfants et les femmes nouvellement accouchées. B. L'état chronique, c'est l'ulcération qui peut se borner à la muqueuse et se cicatriser ou s'étendre à toutes les tuniques et les perforer.

« Il existe encore, dit M. Bédaumine, d'autres causes moins fré-

____

(1) *Thèses de Montpellier*, décembre 1836.

quentes de perforations de l'estomac : ainsi les contractions spasmo-diques de ce viscère quand il est gorgé d'aliments. Toutefois, cette cause doit produire rarement un pareil effet, car ces contractions spamodiques procurent le vomissement, et ce n'est que dans des cas très rares que le vomissement ne pouvant avoir lieu par le spasme du cardia, il y a déchirure des parois de l'estomac : Boerhaave, Zimmermann, en citent des exemples. Les ouvertures naturelles, dit Conradi, étant fortement contractées, la pression que les aliments exercent sur les parois de l'estomac, empêche la circulation des fluides dans les tissus, qui s'amincissent et finissent par se déchirer. »

1837. Au moment où je revois ce travail, je lis un mémoire du docteur Forget sur les perforations du tube digestif (1). Ce professeur les partage en trois classes : 1° celles par causes traumatiques ; 2° celles par causes chimiques ou toxiques ; 3° celles par cause pathologique. Ces dernières, dont il s'occupe plus spécialement, sont subdivisées en deux sections : A. celles qui s'opèrent de dehors en dedans ; B. celles qui se font par un mouvement de dedans en dehors. Plusieurs observations de perforations de l'estomac et des intestins à la suite d'un travail plus ou moins long, et dans lesquelles le diagnostic de la maladie n'a pas toujours été facile à établir, sont ensuite rapportées avec détail. L'auteur croit pouvoir tirer des faits qu'il a exposés les conclusions suivantes qui terminent son mémoire :

1° Les perforations dites spontanées ou autres du canal digestif peuvent s'effectuer dans tous les points de cet appareil.

2° Dans certaines régions du canal digestif, ces perforations sont moins souvent suivies d'épanchement que dans les autres.

3° Cette différence tient aux connexions anatomiques des organes perforés avec les organes voisins qui, dans certains cas, peuvent faire l'office d'obturateurs.

4° L'époque précise où s'effectue la perforation dans les cas d'adhérence des parties perforées avec les organes voisins, est impossible à déterminer.

5° Dans les cas même d'épanchement péritonéal par perforation

____

(1) *Gazette médicale de Paris*, 1837, p. 226.

du canal digestif, l'accident est loin de se manifester par les symptômes tranchées dont parlent les auteurs ; dans beaucoup de cas, au contraire, les observateurs se sont trompés sur le diagnostic.

6° Les causes pathologiques des perforations du canal digestif sont aussi variées que les lésions qui peuvent porter atteinte à l'intégrité des tissus.

7° Si dans les perforations prétendues spontanées on n'a pu constater des symptômes précurseurs, dans beaucoup d'autres, ces symptômes ont signalé des lésions plus ou moins obscures ou manifestes, anciennes ou récentes ;

8° L'absence de commémoratifs et l'apparence spontanée des perforations appartiennent aux cas où la perforation est résultée d'altérations permanentes et occultes, ou effectués par une maladie ancienne et actuellement guérie ;

9° Les difficultés dont est environnée la théorie des perforations dites spontanées sont éclaircies par l'observation des cas où l'accident résulte d'affections actuelles et patentes. L'espèce de merveilleux dont on a voulu les environner tombe devant l'analogie et les notions fournies par l'anatomie pathologique.

1837. Le docteur Himlach publie un mémoire ayant pour titre *Observations et expériences sur le ramollissement, l'érosion et les perforations de l'estomac.* Dans ce travail, l'auteur s'occupe particulièrement des perforations spontanées; il adopte les idées de Hunter et de Carswel pour expliquer leur mode de formation et rapporte quelques observations particulières qui viennent à l'appui de son opinion.

1838. M. Cruveilhier insère dans la *Revue médicale* un mémoire fort remarquable sur l'ulcère simple et chronique de l'estomac. Admis comme l'une des causes de la perforation de l'estomac, l'ulcère chronique de cet organe est, d'après ce célèbre professeur, une maladie qui n'a pas encore fixé l'attention des observateurs. Il fait l'histoire de cette maladie, prouve qu'il est fort difficile d'en établir le diagnostic puisqu'elle peut être confondue avec certaines formes de la gastrite chronique et l'ulcère cancéreux de cet organe. Lorsque l'ulcère chronique se termine par cicatrisation, les sujets sont encore exposés à la perforation. Dans ce cas, la perforation s'opère ou par l'effet d'une nouvelle ulcération ou par le défaut d'extensibilité, ou par la fragilité de la cicatrice.

RÉSUMÉ.

D'après tout ce qui précède, il est positivement établi que les perforations de l'estomac produites par cause interne peuvent survenir tantôt à la suite d'un travail morbide plus ou moins long, souvent révélé au dehors par des symptômes variés selon la nature de ce travail ; tantôt d'une manière presque spontanée ou seulement après quelques heures de souffrances chez des sujets jouissant des signes extérieurs de la santé la plus florissante et sans que rien ait pu faire soupçonner une altération organique quelconque. De là, deux classes distinctes à établir parmi ces solutions de continuité.

Si notre intention eût été de faire une histoire générale des perforations de l'estomac, nous aurions eu, en nous occupant d'abord de celles qui appartiennent à la première classe, et pour faire comprendre leur mode de formation, à entrer dans quelques détails sur les états pathologiques spéciaux désignés sous les noms d'inflammation, d'ulcération, de ramollissement, de gangrène, de squirrhe, qui tous prédisposent les tissus où ils siègent à des ruptures ou à des solutions de continuité. Les causes, les symptômes, la marche de ces divers états, ayant été exposés avec précision par les anatomo-pathologiques de notre époque, nous n'aurions eu qu'à faire des applications de ces connaissances générales à la spécialité dont nous voulons traiter, c'est à dire aux solutions de continuité de l'estomac. Ainsi, nous aurions eu à faire remarquer que dans un organe contractile tel que le ventricule, sujet à des changements de volume aussi fréquents, exposé comme il l'est à des violences musculaires, toute atteinte à la force de résistance des tissus doit être suivie fréquemment de solutions de continuité, et cela nous eût expliqué pourquoi les ulcérations, les ramollissements, les squirrhes de l'estomac, sont plus souvent suivis de perforations qué ceux qui siègent dans les autres parties du tube digestif. Nous eussions fait observer ensuite que dans les organes composés de membranes superposés, il arrive souvent que les dégénérescences de tissu ne les envahissent pas toutes en même temps. Aussi Chaussier avait signalé le péritoine comme résistant aux causes de destruction qui agissent sur les tuniques muqueuse et musculeuse, et ne se rupturant que par les violents efforts auxquels il peut se trouver en butte. Nous aurions eu encore à faire remarquer le mécanisme admirable par lequel, dans les solutions de continuité qui s'établissent lentement, l'épanchement des matières contenues dans l'estomac est souvent empêché par les adhérences des bords de la perforation avec les organes voisins. Les pièces pathologiques, citées page 381, en auraient été des preuves manifestes, ou par l'établissement d'une fistule à l'extérieur comme l'observation du docteur Bineau en donne un exemple. L'observation de Delpech, analysée p. 398, nous aurait servi également à prouver que dans quelques circonstances l'épanchement, quoique produit, n'est pas nécessairement mortel, qu'il peut se circonscrire, qu'ainsi la nécessité de porter un prognostic funeste dans des cas de cette nature n'est pas absolue, et qu'il reste encore quelques chances de guérison. Cette même observation nous aurait encore servi à démontrer combien il est nécessaire d'astreindre les malades à une abstinence complète, que la plus légère condescendance, la plus petite infraction à un semblable régime peut être suivie de conséquences très funestes. Mais notre but étant seulement d'exposer un des modes de formation des perforations dites spontanées qui a été peu apprécié, un pareil travail m'eût entraîné au delà des limites dans lesquelles je veux me renfermer.

En parcourant l'exposé des théories diverses, émises pour se rendre compte des perforations de la deuxième classe, dites spontanées, on demeure convaincu des difficultés que présente leur étude. Peu d'années en effet se sont écoulées sans qu'on ait créé de nouveaux systèmes, et même de célèbres médecins confessent aujourd'hui que la cause d'un grand nombre de ces perforations ne nous est pas connue. En groupant ces diverses théories explicatives on peut en former trois principales que nous allons successivement examiner : ce sont les théories humorale, organique et mécanico-organique.

La théorie humorale comprend 1° celle des anciens médecins depuis Galien jusqu'à M. Lobstein inclusivement: ils pensaient que le fluide biliaire peut acquérir des propriétés âcres et corrosives, et agir à la manière des poisons caustiques, bien qu'on ait rapporté quelque part (dans l'ouvrage de M. Goupil, je crois) que M. Bégin, en faisant une autopsie, avait vu la bile qui s'échappa de la vésicule déterminer sur sa main une érythème assez intense. On ne croit plus que la bile puisse agir de manière à corroder les parois de l'estomac.—2° Celle de Hunter et de Spallanzani modifiée par Jæger, Camerer, renouvelée, dans ces dernières années, par M. Carswell, qui tous ont prouvé par des expériences que le suc gastrique peut, sous certaines influences de température et de vitalité de l'organe qui le sécrète, acquérir des propriétés telles qu'il ramollisse, dissolve et perfore les parois de ce même organe. Ces expérimentateurs diffèrent d'opinion sur la question de savoir si dans l'état de vie ce liquide peut agir avec autant d'activité. Ainsi les uns penchent pour la négative, les autres, et cela paraît probable, croient que lorsque par une influence quelconque la force de résistance vitale de l'estomac vient à être lésée ou pervertie, l'action corrosive de ce suc gastrique peut se faire avec d'autant plus d'énergie que l'organe est plus affaiblie. Les expériences de Camerer viennent surtout à l'appui de cette opinion, qui trouve encore un nouvel appui dans le rapport de la commission chargée d'examiner le mémoire de M. Carswell.—La théorie organique est celle qui a réuni le plus grand nombre de partisans, et qui présente aussi le plus grand nombre de systèmes. On a cru que les modifications qui se forment lentement dans la texture des tissus, et qui produisent les solutions de continuité appartenant à la première classe de notre division, pouvaient se produire, dans quelques instants, d'une manière spontanée, et expliquer celles qui prennent place dans la seconde classe. Cruikshank, auquel la science est redevable de tant de travaux sur les vaisseaux lymphatiques, se rendait compte de la formation des perforations spontanées par l'augmentation d'action des vaisseaux absorbants. Cette théorie est abandonnée depuis que l'existence de ces vaisseaux dans l'intimité des tissus est devenue problématique. A la théorie organique appartiennent les explications données par Chaussier, Morin, Laisné, Rathelot, sur la production des érosions, d'après un mode d'irritation spéciale que rien ne démontre, et qui paraît purement hypothétique ; celle de North, qui en trouve l'origine dans le développement d'une pustule aphtheuse qui est suivie d'ulcération ; celle d'Andral, qui la voit dans une ulcération perforative ; celles des médecins de l'école physiologique qui s'en rendent compte, les uns par le passage à la gangrène d'une inflammation phlegmoneuse de l'estomac, les autres par le développement d'une inflammation perpendiculaire analogue à celle qui produit le furoncle ; celles enfin de Lieutaud, Gérard, qui ne voient que la suite de l'ouverture d'un abcès formé dans les tuniques du ventricule. Sans entrer dans une discussion spéciale sur chacun de ces systèmes, nous croyons devoir faire observer que leur nombre est déjà une preuve de leur peu de solidité, et que leurs auteurs n'apportent à l'appui que des preuves insignifiantes, prises plutôt dans l'analogie que dans les faits qu'ils ont observés.

La théorie mécanico-organique est celle qui compte le plus petit nombre de partisans, bien qu'on ait observé chez certains animaux que l'estomac pouvait se rupturer, se perforer à la suite d'ingestion de quelques substances alimentaires. On dit qu'on n'en a pas recueilli d'exemple chez l'homme, et l'on semble hésiter à reconnaître qu'un pareil accident soit possible. Cependant nous avons vu que Desgranges croyait que l'estomac peut se déchirer par ses propres contractions ; que

Rausch, Becker, ont formé des classes particulières des gastro-broses résultant d'une forte distension de l'estomac provoquée par des gaz qui se dégagent subitement d'aliments pris en grande quantité et susceptibles d'en produire; que Percy et Laurent admettent que les aliments ingérés ont souvent déterminé des perforations, soit par leur quantité, soit par une modification particulière dans leur nature ; que M. Andral reconnait ce mode de formation des perforations comme possible; que M. Bedaumine l'admet également. Malgré ces graves autorités, personne cependant ne s'est occupé de généraliser les faits qui appartiennent à cette théorie. Nous avons cru devoir l'entreprendre. Ceux que nous allons rapporter nous paraissent de nature à démontrer d'une manière positive la possibilité de ces perforations ou ruptures. En les rapprochant, en les comparant entre elles, nous pourrons, ainsi que nous l'avons annoncé, asseoir les bases d'une histoire des solutions de continuité de l'estomac par cause mécanico-organique. Mais avant de commencer ce travail, nous croyons utile de rappeler quelques détails relatifs à la disposition anatomique de l'estomac, à sa texture, à sa force de résistance, qui feront mieux comprendre comment sous l'influence de certaines causes il peut se déchirer.

§ II. *Considérations anatomiques sur l'estomac.*

L'estomac, le plus vaste des renflements du tube digestif, est destiné, comme on le sait, à faire subir aux matières alimentaires un changement tel, qu'elles puissent s'assimiler et fournir des matériaux à la nutrition des tissus. D'une forme assez bizarre qu'on a comparée tour à tour à une cornemuse, à un cône terminé à sa partie gauche par un demi-sphéroïde, il a été divisé par Everard Home (1) et par la plupart des anato-

______

(1) *Transactions philosophiques.* 1807.—Cette division de l'estomac, en deux parties, n'est pas nouvelle, car on trouve dans Galien : *De locis affectis.* Lib. 6, le passage suivant : *Quum de ventriculi affectibus superiore libro loqueremur in duas maximas ipsum partes secari, diximus :*

mistes modernes, en deux cavités, l'une nommée cardiaque, l'autre pylorique. La première de ces cavités la plus élevée et la plus volumineuse de l'organe, est destinée à recevoir d'abord la pâte alimentaire, puis à la ramollir et à la dissoudre à l'aide des sucs particuliers qu'elle élabore et qui y sont versés en abondance. Très vastes chez les animaux herbivores, elle manque presque entièrement chez les carnivores : chez l'homme elle a des dimensions moyennes. La deuxième cavité paraît essentiellement destinée à la formation du chyle ; elle est séparée de la précédente par une contraction musculaire dont on trouve plus ou moins de traces après la mort, même dans l'estomac humain. Les expériences que le docteur Beaumont a faites sur un Canadien, porteur d'une large fistule à l'estomac, démontrent positivement l'existence de ce resserrement transversal qui se forme vers la région pylorique pendant le travail de la digestion. Enfin, S. Th. Sœmmering a remarqué qu'un étranglement qu'on trouve au milieu de la longueur de l'estomac sur le cadavre d'un certain nombre de sujets, se rencontre presque exclusivement chez les femmes, et paraît avoir pour cause la pression continue qu'exerce sur l'épigastre la plaque inflexible des corsets trop étroits que portent les personnes du sexe féminin et dont on ne trouve pas de traces chez les enfants (1).

L'estomac présente un grand nombre de modifications sous le rapport de son volume et de sa direction. Les replis membraneux qui l'unissent aux organes voisins ou qui le circonscrivent, facilitent grandement son expansion. L'augmentation de volume de l'estomac n'est souvent annoncé au dehors que par une tumeur mal circonscrite dans l'hypochondre gauche qui paraît ou disparaît selon les circonstances. M. Duplay,

---

quarum altera quæ superior est, gulæ continua est, ex multis nervis sensificis contexta : altera vero hinc continua ad intestinorum usque exortum extenditur.

(1) *Denkschrift. des Akad. d. Wissensch. München.* T. VIII, et *Archives gen. de Med.,* T. XVII, page 578.

auteur d'un travail remarquable sur l'ampliation morbide de l'estomac (1), admet au nombre des causes qui peuvent produire ce résultat, la destruction des fibres musculaires et la paralysie de l'organe. Il croit que l'estomac peut être frappé d'une véritable paralysie, ainsi qu'on l'observe sur la vessie : ses parois perdent leur contractilité sans oblitération du pylore, sans adhérences anormales, sans atrophie de la couche musculaire. Les symptômes de cette maladie sont, d'après M. Duplay, ceux qu'on a attribués à la gastrite chronique ou aux névroses de l'estomac : la langue est pâle, les vomissements sont rares, difficiles ; ce ne sont souvent que de simples régurgitations. Quant à la direction de l'estomac, elle est très sujette à varier surtout chez les femmes ; on en trouve la cause dans l'usage des corsets trop serrés. Cette méthode vicieuse a, en général, une grande influence sur la forme des viscères qui occupent la base de la poitrine.

L'estomac a deux orifices : l'un supérieur, nommé cardia, le fait communiquer avec l'œsophage, l'autre inférieur ou pylorique, conduit au duodénum. Ces deux orifices sont contextiles et peuvent se fermer complètement dans certaines circonstances. M. Magendie a démontré, par des expériences nombreuses (2), que lorsque l'estomac est fortement distendu, l'œsophage se contracte d'une manière très énergique, et qu'il devient impossible, pendant le temps de cette contraction, de faire passer une partie des aliments, qui sont contenus dans l'estomac, dans l'œsophage, même à l'aide d'une force très considérable ; souvent même la pression augmente l'intensité de la contraction et prolonge sa durée. La résistance qu'oppose à la sortie des matières alimentaires l'autre orifice du ventricule, est produite par le resserrement de l'anneau fibreux qui le forme, et par la contraction de ses fibres circulaires. M. Ma-

----

(1) *Archives générales de Médecine*, T. III, 2e série, pages 165 et 525.
(2) *Recherches physiologiques sur la vie et la mort*. X, Bichat. 4e édition, page 144.

gendie a reconnu que sur un animal vivant le pylore est resserré à l'instar des sphincters de la vessie et du rectum, et que, lorsque vers la fin de la digestion stomacale, les aliments chimifiés s'engagent dans le duodénum, la force de cet orifice est surmontée par un mouvement de contraction des fibres musculaires de l'estomac.

La structure de l'estomac est assez compliquée. D'après M. Cruveilhier auquel nous emprunterons la plupart des détails dans lesquels nous allons entrer (1) , quatre membranes, des vaisseaux, des nerfs, du tissu cellulaire, entrent dans sa composition.

A. *La membrane séreuse*, portion réfléchie du péritoine, donne à l'organe une partie de sa forme, assure sa résistance et facilite son glissement. J'ai pu m'assurer, malgré cela, par des expériences répétées, que, lorsque l'estomac est fortement distendu par l'air, il ne faut pas une très grande force de pression pour y produire des éraillements.

B. *La membrane musculeuse* présente trois plans de fibres : les unes circulaires, disséminées sur la grosse tubérosité, les autres longitudinales, très rares sur cette grosse extrémité, et enfin des fibres à anses ayant des directions variées selon la partie de l'organe où on les examine. On attribue à cette couche la faculté de comprimer la grosse tubérosité, afin de repousser dans le corps de l'estomac les substances alimentaires qui y séjournent. Une disposition importante à noter, c'est que les divers plans musculaires de l'estomac ne forment pas une couche continue, que cette couche est aréolaire, et que dans ces aréoles existent des intervalles assez étendus. La tunique musculaire de l'estomac est extrêmement ténue dans le grand cul de sac, elle devient plus épaisse au voisinage du pylore.

C. *Une membrane fibreuse*, disposée en réseau, est placée entre la muqueuse et la musculeuse. Elle forme la charpente

---

(1) *Anatomie descriptive*, T. II, page 456.

de l'organe et lui donne sa force de résistance. Cette membrane, qui a été nommée tunique nerveuse, n'est pas admise par tous les anatomistes; quelques uns la regardent comme un simple tissu cellulaire filamenteux.

D. *La membrane muqueuse* tapisse l'intérieur de l'organe et présente des plis et des sillons flexueux. Son aspect diffère beaucoup selon qu'on l'examine dans la partie cardiaque et dans la partie pylorique. Quelquefois une ligne de démarcation tranchée sépare ces deux parties. On a regardé cette disposition chez l'homme comme le rudiment des estomacs multiples chez les animaux.

Dans la portion œsophagienne, la membrane muqueuse de l'estomac est extrêmement mince et peu résistante. Elle se déchire avec la plus grande facilité. Pour peu que l'estomac contienne, après la mort, des liquides et même des aliments, cette membrane devient diffluente et s'en va en bouillie. Par suite de l'action des acides du suc gastrique sur le sang contenu dans les vaisseaux de cette membrane, elle présente souvent une coloration noirâtre : cette coloration en noir de la muqueuse de l'estomac a été signalée par MM. Orfila, Devergie, et par tous ceux qui se sont occupés de médecine légale ; il est important de se rappeler comment elle se produit quand on est appelé à prononcer en justice sur la nature de certaines solutions de continuité du ventricule. Si l'on insuffle de l'air dans un estomac, ou qu'on le remplisse par de l'eau, la muqueuse se fendille sur divers points sans qu'on soit obligé d'employer beaucoup de force.

Les vaisseaux de l'estomac sont très nombreux et très ramifiés ; ils lui forment une sorte d'enveloppe aréolaire très remarquable lorsqu'ils sont remplis d'un fluide coloré.

Ce viscère reçoit des nerfs du système cérébro-rachidien et des nerfs du système ganglionnaire.

Pour apprécier la nature des désordres qui se produisent sur un estomac distendu outre mesure, j'ai fait un grand nombre d'expériences sur le cadavre : tantôt en insufflant de l'air, tantôt en introduisant de l'eau. Quand un estomac est fortement distendu par de l'air, si l'on presse un peu fortement avec le bout d'un doigt sur sa circonférence, j'ai déjà dit qu'on déterminait sans peine un éraillement de sa membrane séreuse; mais si on agit avec le plat de la main, il faut une force assez considérable pour obtenir le même résultat. Quand on soumet un estomac distendu à des pressions longtemps continuées, on parvient à en opérer la rupture dans sa partie la moins résistante, c'est à dire le plus ordinairement vers le grand cul de sac. Si on examine ensuite la membrane muqueuse, on voit qu'elle présente souvent des fissures plus ou moins étendues. Voulant m'assurer si, par les seuls effets de l'insufflation, je parviendrais à rupturer les parois de l'estomac, je me servis d'un de ces forts soufflets qui servent dans les boucheries, puis après avoir lié le duodénum à son origine, j'introduisis la tuyère du soufflet dans l'œsophage, par une ouverture faite à la partie cervicale de ce conduit. Ayant continué à faire pénétrer de l'air dans le ventricule pendant quelques instants, je vis ses parois, qui d'abord s'étaient fortement tendues, devenir emphysémateuses au voisinage du cardia, le long de la petite courbure et cela dans une petite étendue. L'estomac étant ouvert, j'aperçus la muqueuse correspondant à cette partie, fendillée sur plusieurs points. Ayant répété cette expérience une seconde fois, toutes les tuniques se rupturèrent dans le même endroit. En remplissant un estomac avec de l'eau, en liant ses deux ouvertures, j'ai obtenu les mêmes résultats, mais avec beaucoup moins d'efforts de pression. La membrane muqueuse se gerce, se fendille, puis toutes les tuniques se rupturent et le liquide s'échappe avec force. En dirigeant les efforts de pression de manière à repousser le liquide vers le grand cul de sac, on le voit se perforer, et la solution de continuité est presque toujours entourée de fissures plus ou moins étendues. La forme des ouvertures obtenues par de tels procédés est arrondie, tantôt leurs bords sont frangés, d'autres fois ils sont coupés net comme aurait pu le faire un emportepièce ; elles sont souvent disposées en *infundibulum*. Souvent aussi la muqueuse et la séreuse paraissent avoir éprouvé une perte de substance plus étendue que les tuniques moyennes : ce qui tient sans doute à leur plus grande force de contractilité.

Au sujet de la rupture des parois de l'estomac à la suite d'une forte distension par des gaz ou par des aliments qui sont susceptibles d'en laisser dégager, nous croyons devoir citer de quelle manière Haller rend compte de leur formation sur le vivant (1) : « *In homine aer ventriculum expandens dolorem facit et irritationem, hinc ejus ostia constringit, et magis atque magis clausum receptaculum distendit. Minus tamen periculi est, quam possit videri. Vires enim ad flectendas fibras requisitæ sunt, ut sagitarum quadrata, et a pondere quadruplo fibra tantum duplo plus flectitur, a pondere (sive vi distendente) noncuplo tantum triplo. Et tamen ostendimus crepuisse ventriculum, et in cadavere, et in vivo. Plerumque tamen ipsa irritatio minia et dolor vires socias musculorum abdominis et diaphragmatis in motum ciet, et ventriculum liberat.* »

Nous avons déjà dit que c'était à l'aide des contractions de l'estomac que les substances alimentaires parvenaient à franchir l'ouverture pylorique ; mais lorsque l'énergie de ces contractions est assez diminuée pour qu'elles ne soient plus capables de surmonter la résistance que leur présente cette ouverture, l'estomac peut se laisser distendre outre mesure. Legallois, expérimentant sur des cochons, leur coupa un des nerfs de la huitième paire, et les laissant manger à leur appétit, il trouva leur estomac distendu au point de remplir presque toute la cavité abdominale.

Quant à l'action physiologique de l'estomac, on reconnaît que les aliments ingérés s'accumulent d'abord dans le grand cul de sac, qui en est en quelque sorte le réservoir, qu'ils y séjournent d'autant plus qu'ils ont résisté davantage à l'action

---

(1) *Elem. physiologiæ.* T. VI. Lib. XIX. Ventriculus. Sect. IV. § XVII.

des suc digestifs; que, dans le cas d'indigestion, il faut une contraction convulsive de la tunique musculeuse pour que ces aliments puissent être rejetés au dehors, et que pendant tout le travail de la digestion les obstacles qui s'opposent à la sortie des aliments par l'un ou l'autre orifice sont très puissants, ainsi qu'on peut s'en assurer sur un animal vivant (1).

Nous terminerons ce chapitre en rappelant que toutes les substances alimentaires ne sont pas également digestibles; il en est qui ne cèdent qu'avec la plus grande difficulté à la puissance de l'appareil digestif, d'autres qui sont complètement réfractaires à son action. Gosse, de Genève, curieux de connaître le degré de digestibilité des différents aliments dont il pouvait se nourrir, a fait des expériences qui l'ont conduit à diviser ces substances en trois classes (2). La première comprend les substances facilement digestibles, la deuxième celles qui sont indigestes, telles que les champignons, les noix, les amandes, les pepins de raisin, de pomme, de poire et l'enveloppe corticale des substances farineuses, etc., etc.; la troisième comprend celles qui, moins indigestes, ne peuvent être digérées qu'en partie : telles sont les herbes crues, les choux, les ognons cuits et crus, les porreaux, les raves, radis, les pulpes de fruits à pepins qui ne sont pas fondants. Gosse a également reconnu que dans toutes les digestions vicieuses il y a un énorme dégagement de gaz. Tiedmann et Gmelin ont confirmé les expériences de Gosse, et ils croient que la non digestibilité de ces diverses substances doit être attribuée à ce que le suc gastrique ne peut pas les dissoudre (3).

---

(1) *Dictionnaire de Médecine* (2ᵉ Edition) Article *Digestion*, T. X, page 34.

(2) *Opuscules de physique* , par Spallanzani. Traduction de Sennebier, T. II, page 383.

(3) *Recherches expérimentales, physiologiques et chimiques, sur la digestion*, page 363 et suivantes.

§ III.

FAITS RELATIFS AUX PERFORATIONS DE L'ESTOMAC.

Obs. I^{re}(recueillie par l'auteur). *Santé parfaite, repas composé de pois verts et de salade de laitue. Quatre heures après développement subit de douleurs atroces dans la région de l'estomac, pas de vomissements, ni de selles. Symptômes de péritonite et d'épanchement. Mort 21 heures après; perforation au grand cul de sac de l'estomac.* — Madame ***, âgée de quarante-quatre ans, d'un tempérament lymphatico-sanguin, forte, bien constituée, ayant conservé la fraîcheur et l'éclat de la jeunesse, a été mère quatre fois et a nourri plusieurs de ses enfants sans que sa constitution ait souffert. Elle n'éprouvait d'autre incommodité que des douleurs parfois assez vives dans l'hypochondre gauche, qu'elle qualifiait de crampes d'estomac et auxquelles elle n'attachait aucune importance ; car elle ne se manifestaient qu'à des époques éloignées. Du reste, l'appétit était bon et les fonctions digestives se faisaient avec régularité. Cette dame me fit appeler le 7 juin 1836, à six heures du matin : je la trouvai assise sur son lit, sa figure était un peu pâle, mais non altérée. Elle me raconta qu'ayant éprouvé la veille un léger malaise dans le ventre, elle avait peu mangé à son dîner qui s'était composé d'un ragoût de pois verts, d'un plat de bœuf bouilli et d'une salade de laitue. Après son dîner qui s'était fait en famille, elle avait été à la promenade où elle était restée, sans souffrir, jusqu'à neuf heures du soir. En rentrant elle se plaignit d'un léger picotement dans la gorge, qui la fit tousser plusieurs fois. Elle s'était mise au lit à dix heures, et c'est peu d'instants après qu'elle commença à éprouver le sentiment d'une douleur assez vive dans la région de l'estomac : elle la comparait à la sensation d'une barre qui aurait comprimé cet organe. Bientôt des nausées se manifestèrent, quelques vomissements de matières spumeuses les suivirent; mais ni les aliments ingérés le soir, ni aucune des matières habituellement contenues dans l'estomac, ne furent rejetés. Du calme suivit ces premières douleurs, bientôt elles se réveillèrent, et la nuit se passa avec des alternatives de vives souffrances et de repos. La malade rapportait cet état à ses crampes d'estomac, et dans l'espoir de les voir cesser bientôt elle n'avait voulu déranger personne. Au jour, sa fille, qui était couchée dans le même lit, fut surprise en s'éveillant de voir sa mère assise sur le plancher et paraissant beaucoup souffrir. Elle se hâta de lui prépa-

rer une infusion légère de thé dont elle lui fit avaler quelques gor-
gées, qui ne purent être gardées et qui furent rejetées immédiatement après leur ingestion. C'est alors que cette demoiselle me fit
appeler. Quand j'arrivai, ainsi que je l'ai dit plus haut, la malade était
calme. Elle s'excusa de ce que sa fille m'avait dérangé, en me disant
que les douleurs vives qu'elle avait éprouvées pendant la nuit avaient
presque cessé, qu'elle se trouvait bien et que selon toute apparence
elle allait pouvoir se lever. Le pouls était lent, peu développé, régulier, la peau des mains un peu fraîche, la langue pâle et humectée,
la soif presque nulle. J'attribuai les accidents de la nuit à un trouble
dans l'innervation des voies digestives, et pour le calmer je prescrivis
du repos, le séjour au lit, la diète absolue. Je fis préparer une potion antispasmodique avec l'infusion de tilleul, le laudanum, l'eau
de fleur d'oranger et le sucre qu'on devait administrer par cuillerées, et j'ordonnai l'application d'un cataplasme chaud et laudanisé
sur la région de l'épigastre.

A huit heures, on vint me chercher en toute hâte en me disant
que Madame *** souffrait plus que jamais. Depuis ma première visite elle avait vomi plusieurs fois ; elle n'avait pu garder aucun liquide, ni supporter le poids du cataplasme. Je la trouvai en proie
à des spasmes violents, elle jetait des cris perçants, se plaignait
d'un accroissement excessif dans la douleur de l'épigastre, se tor-
dait sur son lit sans pouvoir garder aucune position : elle se croyait
menacée d'un étouffement prochain par le poids incommode qu'elle
éprouvait à la base de la poitrine. De fréquentes nausées se manifestaient aussitôt après l'ingestion de la plus petite quantité de liquide,
et ce liquide était rejeté au dehors plutôt par un mouvement de
régurgitation que par un véritable acte de vomissement, et lors des
efforts considérables que faisait la malade aucune des matières contenues dans le ventricule n'était amenée au dehors. Le pouls
était petit, serré, lent. La face, pâle, exprimait la souffrance et l'effroi. La peau était froide et décolorée. Je m'informai auprès de la
malade si elle n'avait pas quelque tumeur herniaire sur les parois
de l'abdomen. J'explorai avec soin la surface de cette région et je
pus me convaincre du contraire. Dans cet examen je fus frappé de
la dureté du ventre et de son plus grand développement dans la
région splénique. La malade me dit alors que depuis sa dernière
couche, c'est à dire depuis environ douze ans, elle avait souvent
remarqué une grosseur dans cette partie qui paraissait et disparaissait selon les circonstances : elle croyait que ce pouvait être la rate.
Comme j'attribuai les spasmes et les autres accidents nerveux qui

existaient à l'influence d'une violente gastralgie, j'insistai sur l'usage
de la potion opiacée dont elle n'avait pu prendre qu'une faible quantité, je fis élever la dose du laudanum à trente gouttees, je prescrivis des frictions laudanisées sur l'épigastre et la réapplication d'un
cataplasme de farine de graine de lin fortement opiacé. Un lavement
administré lors de ma première visite avait déterminé l'expulsion
de quelques matières fécales, j'en fis prendre un second qui eut le
même résultat. Je restai auprès de la malade et je vis les spasmes
se calmer, mais les efforts de vomissements et les régurgitations se
renouvelaient toutes les fois qu'on voulait faire pénétrer la plus petite quantité de liquide, il semblait qu'un obstacle insurmontable
s'opposât à leur entrée dans l'estomac. A neuf heures, comme la
température des extrémités inférieures me semblait baisser, je fis
pratiquer sur ces parties, avec une flanelle, des frictions sèches et
chaudes, placer des boules pleines d'eau chaude aux pieds, et sub-
stituer aux cataplasmes sur le ventre dont le poids était douloureux
des compresses de laine trempées dans une décoction de graine de
lin très chaude. A dix heures, la malade étant plus calme, je la
laissai en recommandant aux personnes qui l'assistaient de persister
dans l'emploi des moyens dont nous avions fait usage jusqu'à ce moment.

Je revins à onze heures. La dureté et le développement du ventre
s'étaient accrus, la douleur de l'estomac avait cessé pour faire place
à une douleur plus vive dans le flanc gauche. C'était, au dire de la
malade, un sentiment de brûlure aiguë qui la tourmentait. Le contact du corps le plus léger ne pouvait y être souffert. Le pouls, toujours très faible, avait pris de la fréquence ; la peau des mains et des
pieds était froide ; la face pâle, et décomposée, exprimait la souffrance ; il y avait une jactation extrême, à chaque instant la malade changeait de position ou demandait à se lever. Tous ces symptômes annonçaient le développement d'une péritonite grave. Je fus
d'accord avec un médecin, parent de la malade, qui venait d'arriver,
pour faire sur le point douloureux une application de vingt sangsues. Notre intention était d'en augmenter le nombre, si, comme
nous pouvions encore l'espérer, cette première évacuation sanguine
amenait un peu de réaction. En appliquant les sangsues, nous re-
marquâmes que le volume du ventre s'était encore augmenté. Pendant tout le temps que les sangsues restèrent appliquées, Madame *** fut calme et conserva sans peine la même position. Il n'y
eut de régurgitation que lorsqu'on cherchait à lui faire avaler quelque liquide. La soif était sensible, et comme on le voit l'impossibi-

lité de la satisfaire très prononcée. Je l'avais laissée dans cet état, mais à deux heures et demie, quand je revins auprès d'elle, tous les symptômes fâcheux s'étaient encore aggravés : le ventre se tuméfiait à vue d'œil, la sensation d'étouffement s'était réveillée et tourmentait beaucoup la malade. En percutant l'abdomen, on produisait une résonnance marquée, surtout à la partie la plus élevée; les mains étaient couvertes d'une sueur froide et visqueuse, la face fortement grippée. Je fis part de mes craintes aux parents, et je demandai qu'un troisième médecin fût appelé en consultation. Nous fûmes tous trois d'accord pour attribuer un état aussi grave à la rupture d'une tumeur anormale ou au déchirement de quelque viscère de l'abdomen; car l'existence d'un épanchement considérable ne pouvait plus être mis en doute. La violente gastralgie éprouvée le matin, l'absence dans les vomissements des matières habituellement contenues dans l'estomac, me fit émettre l'opinion que ce pouvait être l'estomac qui s'était rupturé. Nous nous entendîmes également pour faire appliquer des rubéfiants aux extrémités inférieures qu'on devait promener sur plusieurs points. La malade étant trop faible pour prendre un bain, nous lui fîmes administrer un bain d'enveloppe à l'aide d'une vaste couverture de laine.

A quatre heures, la douleur, peu sensible dans l'hypochondre gauche, était devenue très vive dans l'hypogastre. La malade se plaignait de ne pouvoir satisfaire un vif besoin d'uriner, bien qu'elle eût uriné dans la nuit (1): le volume du ventre augmentait toujours. A cinq heures, la chaleur produite par le bain d'enveloppe avait produit une sensation agréable; les sinapismes appliqués aux jambes causaient une douleur assez vive : on les changea de place. A sept heures, état tout à fait désespéré, le ventre était énormément distendu; l'infortunée madame *** se plaignait de nouveau d'un sentiment d'étouffement; elle demandait à grands cris qu'on la soulageât; les régurgitations suivaient toujours l'ingestion des liquides, rien ne pouvait pénétrer dans l'estomac, et de fréquentes éructations avaient lieu; le pouls était à peine sensible, la peau des extrémités était froide

---

(1) Le docteur Cazeneuve, chirurgien militaire, dans une note sur les symptômes de la péritonite produite par les perforations, insérée dans la *Gazette médicale* (décembre 1839), dit : « La micturition, la suppression de l'urine, la difficulté dans l'excrétion de ce liquide, la douleur siégeant spécialement à l'hypogastre, sont des symptômes fréquents de la péritonite par perforation intestinale, et peuvent, dans un grand nombre de cas, en assurer la diagnostic.

et couverte d'une humidité gluante, les traits de la face profondément altérés, la langue toujours pâle et humide. Plusieurs fois elle tenta de rester assise sur son lit; mais, quoique cette position lui parût moins pénible, elle ne pouvait la conserver que quelques instants, elle se plaignait de bourdonnement incommode dans les oreilles. A sept heures et demie, la malade s'agita beaucoup, elle voulait sortir de son lit, disait qu'elle allait suffoquer, et nous suppliait encore de la soulager. Les fonctions intellectuelles étaient dans toute leur intégrité, et rendait cette scène encore plus affreuse. A huit heures, elle se mit sur le côté droit, cessa de parler; bientôt les yeux se renversèrent, les muscles de la face furent pris de mouvements convulsifs, et elle rendit le dernier soupir au moment où nous allions lui appliquer des vésicatoires aux cuisses et aux bras.

Autopsie.—Vingt-cinq heures après la mort, nous pûmes faire l'ouverture de la cavité abdominale. Voici ce qu'elle nous présenta de particulier.

Le cadavre, retiré de son suaire, nous offrit une saillie énorme de l'abdomen, qui était tympanisé par des gaz. La peau dans toute son étendue était saine : il n'y avait d'autre altération extérieure que celles produites par les piqûres des sangsues qu'on avait appliquées la veille; les téguments de la face étaient emphysémateux, la saillie des joues et des paupières faisait presque disparaître celle du nez et rendait le sujet méconnaissable. Un liquide noirâtre s'était échappé par les narines et les avait souillées.

Une ponction faite sur la ligne médiane, au dessus de l'ombilic, donna issue à une quantité considérable de gaz qui s'échappa avec bruit. Tout aussitôt les parois de l'abdomen s'affaissèrent et reprirent à peu près leur niveau ordinaire. L'odeur des gaz était plutôt aigre que fétide. On ouvrit ensuite l'abdomen par une incision longitudinale, s'étendant de l'appendice xiphoïde au pubis; une couche graisseuse fort épaisse recouvrait les muscles abdominaux. En soulevant la paroi gauche du ventre nous vîmes que l'intestin grêle, le gros intestin et le péritoine pariétal de cette partie étaient colorés d'un rouge vif; un liquide brunâtre était épanché dans la cavité du péritoine et se répandait jusque dans le petit bassin. La rate d'un très petit volume paraissait comme flottante. En soulevant la paroi gauche de l'abdomen, nous aperçûmes dans l'hypochondre une tumeur arrondie, assez volumineuse, de couleur brun foncé, offrant à sa surface une perforation de la grandeur d'une pièce de trente sous, et laissant échapper à travers ses bords une matière noire épaisse, exhalant une odeur aigre analogue à celle des aliments vomis dans l'ivresse. Nous reconnûmes que cette tumeur était formée par le grand cul de sac de l'estomac, dont les parois très amincies dans cette partie paraissaient avoir été fortement distendues. Par opposition, la portion pylorique était contractée sur elle-même, et à l'extérieur sa coloration était la même que dans l'état sain. Des ligatures furent appliquées avec précaution sur les ouvertures cardia et pylore, et on enleva le ventricule pour examiner avec plus de soin l'état de sa solution de continuité et celui des matières qu'il contenait. En l'ouvrant de manière à ménager la partie où était la déchirure, il s'échappa une assez grande quantité d'une pâte à demi fluide, de couleur brune, d'une odeur acide prononcée, au milieu de laquelle on reconnaissait des matières alimentaires intactes, d'autres à demi digérées, ainsi que des petits pois entiers et des pellicules de ces légumes, des feuilles de salade presque entières, que l'on prit d'abord pour des lambeaux de membranes, et des côtes ou nervures de ces feuilles dont le parenchyme avait disparu. Ces matières furent recueillies ainsi que le liquide noir contenu dans le ventre. Toute la surface intérieure de l'estomac est teinte en brun noirâtre par l'adhérence des parties les plus ténues de cette masse pâteuse. Cette teinte anormale se conserve après des lavages répétés. Les arborisations formées par les ramifications des vaisseaux sanguins s'y dessinent en noir. Là où les parois de l'estomac se trouvaient contractées et dans une étendue de plusieurs pouces de la région pylorique, la muqueuse est seulement rougeâtre; elle devient d'autant plus foncée qu'on se rapproche du grand cul de sac où les matières étaient contenues et de l'espèce d'*infundibulum* à l'extrémité duquel se trouve la perforation qui leur a donné issue. Sur quelques points de la portion œsophagienne existaient de petites érosions longitudinales qui sont d'un rouge vif. En interposant les parois de l'estomac entre l'œil et la lumière du jour, on voit qu'elles sont d'une transparence à peu près égale sur tous les points ; seulement à la partie moyenne de la grande courbure, là où cesse la portion contractée et où commence celle qui était dilatée, il y avait un épaississement marqué, une sorte d'hypertrophie normale, sans altération des tissus, et au voisinage du pylore, une transparence sensible avec amincissement. Au pourtour de la perforation, les diverses tuniques des parois de l'estomac ne se correspondent pas également : la fibreuse ou celluleuse est restée seule, elle se trouve dénudée de la séreuse en dehors, de la muqueuse en dedans, sans doute parce que ces deux membranes se sont rétractées davantage après l'accident. Dans toute son étendue la membrane paraît peu ramollie : sa force de résistance est assez grande sur les points amincis des parois et au voisinage de la solution de continuité, pour qu'on puisse y exercer d'assez fortes tractions avec les doigts sans la rompre. A l'exception des traces d'inflammation du péritoine, sur tous les points qui ont été en contact avec le liquide épanché, le reste de cette membrane est sain. Les autres organes abdominaux sont également sains. Le foie est peu volumineux ; sa vésicule ne contient qu'une petite quantité de bile épaisse et noirâtre, les intestins étaient plutôt vides que distendus. La quantité de liquide épanché pouvait s'élever à un litre : il s'y trouvait mêlé quelques matières alimentaires.

Pour compléter autant que possible cette importante observation, je priai M. Lepelletier, pharmacien de première classe de la marine, d'examiner les matières recueillies dans l'estomac et dans le péritoine. Je vais transcrire le résultat de son travail.

Les matières extraites de l'estomac pesaient six cents grammes et offraient dans une intégrité parfaite une partie des aliments pris l'avant veille au soir. Ceux-ci formés de petits pois et de feuilles de laitue étaient délayés dans un liquide pulpeux, noirâtre, ayant l'odeur insupportable du vin vomi dans l'ivresse, et rougissant si fortement le papier de tournesol, que cette propriété donna le désir de connaître la nature de l'acide qui, selon toute apparence, s'était formé dans cette malheureuse circonstance. (Avant de procéder à cette opération, on avait essayé une petite portion de liquide avec l'acide hydrosulfurique, l'ammoniaque, le protochlorure d'étain, et il ne s'était formé aucun précipité.)

A cet effet, cent cinquante grammes environ de ces matières furent introduites dans une cornue de verre et soumis à la distillation au bain de sable, de manière à ne point altérer le résidu. On obtint soixante grammes de liquide un peu louche, rougissant le papier de tournesol et à peine troublé par le nitrate d'argent : ce liquide neutralisé par la chaux a été évaporé jusqu'à siccité, et le résidu de l'évaporation chauffé au rouge dans un creuset de porcelaine a été repris par l'eau et lavé sur un filtre. Les eaux de lavage, ayant été réunies et rapprochées convenablement, ont donné avec le nitrate d'argent un précipité brun noirâtre peu abondant. L'acide nitrique bouillant n'a dissout le précipité qu'en partie, et a acquis la propriété de précipiter par le nitrate de baryte ; ce qui prouve que ce précipité d'argent était formé de chlorure et de sulfure de ce métal.

Quant au résidu insoluble de la calcination resté sur le filtre, il était entièrement formé de chaux, et pesait 0,45. Ces 0,45 de chaux saturaient avant la calcination, 0,810765 d'acide acétique sec.

D'après Mollerat, l'acide acétique le plus concentré contient un huitième d'eau de sature, deux fois et demi son poids de sous carbonate de soude, et une expérience nous a appris que ce même sel neutralise quinze fois son poids de bon vinaigre ordinaire : ainsi les 0,810765 d'acide qui saturaient 0,45 de chaux représentent 0,912110 d'acide acétique liquide, lesquels saturaient 2,280275 de sous carbonate de soude sec, et cette quantité de soude neutraliserait elle-même 34,204125 de vinaigre ordinaire.

Les six cents grammes de matières auraient donc fourni, s'ils avaient été distillés, une quantité d'acide acétique représentant 136 à 137 grammes de vinaigre ordinaire. Cette quantité paraîtra sans doute considérable ; on concevra cependant qu'elle ne représente pas la totalité contenue dans la masse, si on se rappelle que l'acide acétique est moins volatil que l'eau, que la distillation a été opérée à un feu bien doux, et enfin que cette opération est loin d'enlever au vinaigre tout l'acide acétique qu'il contient.

Au résultat, le liquide distillé contenait :

1° De l'eau ;

2° De l'acide acétique contenant plus de la moitié de son poids de vinaigre ;

3° Des traces d'acides hydrochlorique, hydrosulfurique.

Les 450 grammes de matières restant ont été mis sur un filtre et ont fourni 110 grammes de liquide coloré en brun, transparent et sans viscosité ; cependant, après avoir été évaporé jusqu'à consistance de sirop bien cuit, il a pris en refroidissant la consistance molle et tenace de la gélatine. Ce résidu est jaune orange, d'une odeur forte de viande rôtie, il se redissout entièrement dans l'eau. Cette solution précipite abondamment par la teinture de noix de galle, et rougit fortement le papier de tournesol ; agitée avec du sous carbonate de plomb récemment préparé et encore humide, il y a une effervescence très marquée. Le précipité recueilli et lavé sur un filtre, délayé ensuite dans de l'eau, et exposé à un courant d'hydrogène sulfuré jusqu'à décomposition complète du sel métallique, a fourni après l'avoir filtré un liquide incolore d'abord, mais qui s'est coloré en brun jaunâtre par évaporation. Abandonné, enfin, pendant deux jours, à l'action de l'air sec, ce liquide réduit à un petit volume s'est solidifié et a offert une cristallisation granuleuse engagée dans un peu de matière gélatineuse. Une petite portion de ce résidu, chauffée sur une lame de verre, s'est boursouflée et a brûlé en répandant une fumée épaisse et une forte odeur animale. Le charbon qui en est résulté, exposé ensuite à la flamme d'un chalumeau, s'est boursoufflé de nouveau, puis s'est affaisé, et des globules vitreux, incolores et transparents, se sont formés sur plusieurs points de l'espace qu'il occupait sur la lame de verre. Ces globules recouverts d'une goutte d'eau, et celle-ci entretenue jusqu'au lendemain rougissait alors sensiblement le papier de tournesol. Le résultat de cette expérience indiquait un acide inaltérable par le feu. Voulant en connaître la nature, le reste de la masse desséchée dans la capsule a été mis dans un creuset de platine et chauffé jusqu'au rouge sombre. Le résidu charbonneux, traité par l'eau bouillante, a fourni un liquide incolore, qui, réduit à un très petit volume, devient visqueux comme un sirop bien cuit. Dans cet état, il est un peu coloré, transparent, et pèse cinquante à cinquante-cinq centigrammes. Il rougit fortement le papier de tournesol, forme, avec les eaux de chaux et de baryte, des précipités blancs, floconneux, solubles, sans effervescence, dans l'acide acétique faible. Il précipite aussi les nitrates de plomb et d'argent : les précipités sont solubles dans l'acide nitrique étendu d'eau. Le même liquide délayé dans une petite quantité d'eau, et neutralisé par la potasse pure, se trouble tout à coup, et il se forme des flocons blancs légers qui se déposent lentement. Le liquide surnageant, décanté au moyen d'une pipette et mêlé à de l'eau de chaux, forme dans celleci des flocons et un précipité en tout semblable au précédent. Ces deux derniers précipités, dissous dans un acide faible, donnent, avec l'oxalate d'ammoniaque, un nouveau précipité insoluble dans le vinaigre distillé.

A tous ces caractères on reconnaît l'acide phosphorique uni à une petite quantité de chaux.

Ainsi le liquide obtenu par filtration des matières premières contenait, outre de l'acide acétique non recueilli :

1° De la gélatine et de l'osmazôme en quantités très notables ;

2° De l'acide phosphorique libre ;

3° Du phosphate acide de chaux.

Enfin le résidu de la distillation avait pris, par le refroidissement, la consistance et l'aspect gélatineux. Ce résidu, ainsi que celui de la filtration étaient encore, l'un et l'autre, très acides ; on les a réunis pour les neutraliser par de la chaux. Au moment du mélange il y a eu dégagement très sensible d'ammoniaque, et la masse, de noire qu'elle était, est devenue légèrement verdâtre. Délayée dans de l'eau et filtrée, elle a fourni un liquide brun et transparent qui, réduit par évaporation au tiers de son volume, est devenu trouble et plus coloré; abandonné pendant quarante-huit heures, il s'est complètement éclairci, et il s'est formé un dépôt blanchâtre, abondant, sans aucune trace de cristallisation. Ce dépôt perdu par accident n'a pu être examiné. Mais le liquide surnageant qui est alcalin et la grande proportion d'acide acétique reconnue dans les matières examinées ne permettent pas de douter que ce précipité ne fût formé de chaux, d'acétate de chaux qui devait en former la majeure partie, et probablement d'une petite quantité de malate de la même base.

Le liquide décanté et rapproché de nouveau est devenu de plus en plus visqueux ; abandonné au repos et à l'action de l'air il s'est bientôt solidifié et a présenté tous les caractères de la gélatine ; il pesait dix-huit grammes environ. Cette masse gélatineuse, recouverte d'eau, s'y est dissoute : la solution étant alcaline, on y a ajouté du vinaigre distillé jusqu'à ce qu'elle rougît un peu le papier de tournesol ; alors l'acétate neurtre de plomb la troublait sensiblement, mais la précipitation ne s'opérant pas, on a employé le sous-acétate qui a formé un précipité abondant. Celui-ci, rassemblé sur un filtre et délayé dans de l'eau, a été exposé à l'action d'un courant d'hydrogène sulfuré jusqu'à entière décomposition du sel de plomb. Le liquide filtré est transparent et peu coloré; mais, réduit par évaporation à un très petit volume, il est devenu noir et de consistance sirupeuse. Il n'a offert aucune trace de cristallisation après un repos de quarante-huit heures. Il rougit fortement le papier de tournesol, précipite l'eau de chaux, l'acétate et le nitrate de plomb, et n'a pas d'action apparente sur la solution de nitrate d'argent.

Le même liquide sirupeux, évaporé à siccité et brûlé à la flamme d'une bougie, se charbonne à la manière des matières animales en répandant une fumée épaisse et une odeur qui décèlent la combustion simultanée de matières végétales et animales.

Une portion de cette matière charbonneuse, chauffée au chalumeau, bouillonne d'abord, rougit ensuite et se couvre d'une légère efflorescence blanche, sans aucune apparence de vitrification qui a été reconnue pour de la chaux.

D'après toutes ces expériences, on ne peut douter que l'acide qui agissait ici ne fût le malique contenant un peu de chaux, qu'il doit comme l'acide phosphorique précédemment reconnu, à l'acétate de plomb employé.

Les matières contenues dans l'estomac de M*** devaient donc leur extrême acidité à la présence des acides suivants, rangés par ordre croissant de leurs proportions :

1° Acide hydrochlorique; ⎫
2° — hydrosulfurique; ⎪ Des traces ;
3° — malique; ⎬
4° — phosphorique; ⎭

5° Acide acétique surtout, dont la proportion peut être évaluée au moins au cent cinquantième ou au quart du poids des matières, selon qu'on le représente par l'acide le plus concentré ou par du vinaigre.

La présence des deux premiers acides n'a rien d'extraordinaire, si ce n'est la petite quantité du second si considérable dans les indigestions. Celle du troisième peut être attribuée avec quelque vraisemblance à l'ingestion de fruits imparfaitement mûrs ; et si l'on trouve l'acide phosphorique associé à l'acide malique dans les fruits du sorbier, on peut supposer qu'il existe aussi dans d'autres, et concevoir ainsi l'origine de celui qui est signalé plus haut.

Quant à l'acide acétique, on ne peut expliquer sa présence qu'en admettant une réaction chimique, une fermentation extraordinaire, sans doute, mais réelle, s'opérant, indépendamment de toute action organique, dans la masse alimentaire, dont une grande partie, très fermentescible par elle-même, parcourt instantanément tous les temps de la fermentation acéteuse.

La grande quantité de gaz qui distendait une partie du tissu cellulaire du cadavre, l'odeur de vin aigre qu'exhalaient les matières contenues dans l'estomac, et enfin l'abondance d'acide acétique trouvé dans ces matières semblent justifier cette opinion.

Si, après avoir lu tout ce qui se rattache à cette observation, on cherche à se rendre compte du mode de formation de la solution de continuité qui existait à l'estomac, on doit d'abord fixer son attention sur les douleurs qualifiées crampes que madame *** éprouvait à des intervalles éloignés, et sur cette tumeur de l'hypochondre gauche, qui paraissait et disparaissait selon les circonstances. En rapprochant ces phénomènes de cette sorte d'hypertrophie qui existait à la partie moyenne de la grande courbure sur les limites des portions œsophagienne et pylorique, n'est-on pas porté à admettre que l'estomac présentait cette disposition particulière aux femmes, qui a été signalée par Sœmmering ; que , par suite , la masse alimentaire séjournait plus longtemps dans le grand cul de sac, et que, lorsqu'il s'y dégageait une plus grande quantité de gaz que d'ordinaire, la tumeur de l'hypochondre devenait plus sensible et les douleurs de gastralgie plus intenses. La nature indigeste des aliments ingérés la veille de l'évènement, et qui ont été la cause occasionnelle des accidents qui l'ont précédé, donne un nouveau poids à cette supposition. En second lieu l'absence d'évacuation alvine, l'impossibilité de rejeter au dehors les matières alimentaires que contenait le ventricule, ces nausées, ces efforts de vomissements ne produisant que de simples régurgitations et n'amenant au dehors que des mucosités spumeuses, n'indiquent-ils pas qu'une force considérable fermait complètement les ouvertures cardiaque et pylorique. L'impossibilité de faire avaler la plus petite quantité de liquide ferait croire que l'occlusion de la première était due à un spasme de l'œsophage, ainsi que M. Magendie l'a vu se produire sur les animaux lorsque l'estomac est distendu par les aliments et qu'on cherche à leur faire franchir le cardia. Un mouvement antipéristaltique devait tendre à faire refluer vers la partie œsophagienne une masse alimentaire devenue indigestible, et à l'éloigner du pylore fermé lui-même par son anneau fibreux. Qu'on se représente l'estomac dans de semblables conditions, soumis d'une part à la force expansive des gaz qui se dégagent dans son intérieur, et de l'autre aux efforts réunis du diaphragme et des muscles abdominaux qui se contractent vivement, et l'on concevra qu'il finisse par se rupturer dans la partie la moins résistante. On sera encore plus convaincu de la possibilité d'un pareil résultat quand on se rappellera qu'à l'occasion des ruptures de l'estomac chez le cheval, M. Magendie voulant donner une idée du rôle que jouent les muscles de l'abdomen, rapporte qu'il mit sa main dans le ventre d'un cheval qui se débattait, je ne pus, dit-il, me défendre d'un sentiment d'effroi qui ne manque pas d'analogie avec le sentiment de crainte qu'on éprouve près d'une machine à vapeur ou autre, et qui tient à la conscience de notre faiblesse comparée à la puissance qu'on voit agir (1).

L'examen anatomique des parties vient encore appuyer l'idée que nous nous sommes faite du mode de formation de cette solution de continuité. Dans le grand cul de sac, au voisinage de la perforation, les parois de l'estomac sont considérablement amincis. La disposition en entonnoir qu'elle présente a été donnée par Lenhosseck comme un caractère spécifique des perforations spontanées; elle est évidemment due à la force qui, après avoir agi de manière à amincir considérablement les parois du ventricule, a fini par les déchirer sur un seul point. Une fois cette résistance vaincue, la masse alimentaire a trouvé à se faire jour et s'est accommodée à la forme qu'a du prendre dès lors cette portion de l'estomac qui, dans le principe, représentait sans doute un demi-sphéroïde, et a ensuite pris la forme d'un cône dont la solution de continuité occupait le sommet. Ces fissures longitudinales que l'on voyait sur la membrane muqueuse, et qu'on aurait pu prendre pour un commencement d'érosion, avaient la même disposition que celles que nous avons vues se produire en distendant mécaniquement des estomacs de cadavres, et ont été produites par une cause identique. Quant à la coloration en noir des parois de l'estomac et du liquide qu'il contenait, l'abondance des principes acides qui s'y trouvaient contenus en rend parfaitement compte; les efforts de pression auxquels il a été en butte pendant le temps qui a précédé l'établissement de la solution de continuité, explique également l'état de meurtrissure, de contusion qu'il présentait.

Les divers points enflammés du péritoine ont expliqué les changements remarqués pendant la vie dans le siège de la douleur. Ainsi tant que l'estomac est resté intact, la douleur était dans la région de l'épigastre plus à gauche qu'à droite,

____

(1) *Journal de physiologie expérimentale*, **T.** I, page 357.

la malade la comparait au sentiment d'une barre transversale.
A onze heures, c'est un sentiment de brûlure dans le flanc gauche ; à deux heures, c'est le petit bassin qui devient le siège
des mêmes souffrances. Tous ces points, plus ou moins rouges,
avaient été en contact avec le liquide de l'épanchement.

L'analyse chimique des matières épanchées a présenté un
fait, je crois, qui n'avait pas encore été constaté, c'est la présence de l'acide phosphorique libre dans l'estomac humain.
Jusqu'à présent les chimistes ne l'avaient reconnu que dans
le suc gastrique des ruminants.

Frappé de tous les caractères de cette observation, et pensant bien qu'il devait s'en être présenté d'analogues, je cher-
chai dans les diverses collections scientifiques celles qui pouvaient offrir de l'analogie avec elle, afin de les comparer et de
m'en servir pour appuyer mon opinion sur la cause mécanico-
organique de leur formation. Une, qui s'en rapproche le plus
sous le rapport de la cause déterminante des phénomènes observés pendant la vie, et des désordres trouvés après la mort,
se trouve dans la cinquième centurie des *Ephémérides des
curieux de la nature.*

Obs. II (par Jacob-Rodolphe Camerarius). Santé parfaite, ingestion de prunes de Damas vertes, douleurs abdominales se dévelop-
pant tout à coup, absence de vomissements, symptômes de péritonite et d'épanchement abdominal ; mort dix heures après l'invasion,
perforation au grand cul de sac de l'estomac. — *Adolescentulâ
XV annorum per diem 17 septembr. 1714, sana, noctu, circa
horam decimam vix lectum ingressa, citò graviter quœri
cœpit, de doloribus ventris, talibus ac tantis ut sub celeri
incremento torqueretur mirum in modum, sursum et deor-
sum se volveret, nullibi valens quiescere donec venter intumes-
cens ipsam lecto figeret, motumque talem inhiberet. Vocatus
chirurgus per noctem externè litu oleorum, impositione sac-
culorum, injectione enematis, quin et internè exhibitione juscu-
lorum, nec non theriacœ, nihil tamen levaminis procurare va-
luit ; ut alvus solveretur et sursum evomeretur phlegma, sed
illud sine ulteriore perturbatione alvi aut fluxu, et hoc parce,
ut manu quasi amplius absolvi non posse videretur ; neutrubi*

autem excernerentur cruenta. Enim vero tam cito inflabatur venter adeo, tympanitice tensus, insolito modo, ut ad redendum enema staret erecta, sedere non potuerit, nec porro in lecto erigi, præ tumore ventris duri, qui ad tactum valde tumebat, ne lectum quidem incumbentem facile ferebat; et invalescens ad medium, quin collum, usque loqui concedebat non nisi ægre. Inter lamenta de recursu dolorum frequenti constabat mens precibus Deo devota, nec observabantur deliquia; hinc nec deliria intervenerunt, nec eruperunt convulsiones; sed puella sic afflicta inter horam 7 et 8 diei 18 septembris. Cum potum modo petiisset, facie livescens, ad latus conversa, vomiturine visa, subito expiravit.

Fati hujus causa est occulta. Quod dispositionem personæ et occasionem externam concernit, huc redit, quantum constat. Sana quidem fuerat ipsa, sed tenera, pallidula, gracilis, non parvula tamen, domi sub laboribus levioribus non gravibus rusticis educata, ventris plerumque a cibis duriusculis concoctu difficilioribus murmurantis, nondum menstruata (cum mater tamen in decimo tertio quandam anno jam fuerit) tertia in ordine filiolarum, quas præmature abreptas lugent parentes. Per diem quidquam passa non fuit, errores diætæ manifestos non commisit, ipsam neque tunc, cum recens historia, neque ex post facto, malignum quid domi vel foris assumsisse innotuit, præterquam hoc unicum, suspectum, dubium, vix suffecisse creditum : emerat mane cum sorore, natu minore, pruna damescena recentia, pro sua parte circiter octo decem, successive per diem comesta reservarat tamen, ut creditur, poca ad noctem, antequam cubitum iret. Nihil inde mali passa fuit soror. Ipsa ergo cur tam dira? Vix quod nondum matura satis; qualia quidem fuerant. Utrum, quod ex suis quædam veneno in campo vel roris, vel insectorum inquinata : vel per eam, a qua in foro emerat, personam maligno modo quocumque infecta? Hæ omnia quidem varias tum moverant suspiciones sed incertas. Illud modo certum, solo excessu in prunis non fuisse peccatum; nec cholerico ipsam obiisse modo. Utrum hoc etiam addi vel attendi meretur, quod fama tulit, statim primis horis asservisse ægram : in hoc sibi moriendum lecto. Undè hoc scivit? An victa dolorum acerbitate; vel quando aut quomodo sic edocta?

Ex consequentibus accedat inspectio cadaveris ; post horam enim chirurgi duo, ventrem istum enormiter turgentem et livescentem aperientes, observarunt mirabundi et retulerunt: erupisse tanto cum impetu non sine sono flatum multum, ut candelam potuisset extinguere, fœtoris nec stercoracei, nec putrilaginosi; sed singularis acris, quasi subdulcis, nauseosi, hoc autem emisso subsedisse subito omnem illam tumoris molem et tensionem. In cavo fuisse liquoris bruni, fusci, subnigricantis ad mensuram unam cum paucis innatantibus frustulis tunicarum de prunis damascenis; non cruorem; etiam vasis versus dorsum majoribus incisis mirati parum nimis effluxisse cruoris. Intestina non inflata, sed collapsa potius, nullibi læsa, nec vermibus obsessa, plus justo rubuisse visa. Hepar aspectu quasi sanum nisi quod ad natum. Lienem majorem et turgidiorem; sive quod viciniæ fuerit compassus, sive quod foverit dispositionem quandam P. N. antecedaneam. Ventriculum versus lienem in parte sui sinistra perforatum, intus muco quodam fusco, obscuro obductum, eo deterso rubuisse; continuisse liquoris prædicto similis circiter semi-libram, cum paucis quoque prunorum tunicis; nullis autem eorem nucleis. Unicum istud foramem, cui digitus minor potuisset inseri, fuisse fontem unde in cavum abdominis tanta liquoris et flatuum copia pro tam subito tympanite eruperit. Quæsiti, quo illud modo ipsis comparuerit, utrum judicent, factum perruptione tunicarum vel excesione, posterius sibi visum esse responderunt chirurgi; qui præter ista nihil ultra memorabile observarunt, nec pectus aut caput aperuerunt. (Acad. cæs. Leopold. natur. curiosorum ephemerides. *Cent. V, obs.* 43, *p.* 62.)

Cette observation nous donne un second exemple d'une perforation de l'estomac chez une personne qui, à l'exception des rapports et des borborygmes que lui occasionnaient parfois les aliments d'une digestion difficile, jouissait d'une bonne santé. C'est après avoir pris une assez grande quantité de prunes de Damas qui n'étaient pas mûres qu'on voit se déclarer les premières douleurs; et, comme dans la première observation, l'acte du vomissement ne peut s'exécuter, car on ne peut donner ce nom aux efforts qui amenèrent au dehors la petite quantité de matières pituiteuses dont il est parlé : il n'y eut pas non plus de déjections alvines. Ainsi l'estomac plein d'aliments resta pendant quelque temps sous l'enpire des contractions des muscles de l'abdomen, et ne pouvant les rejeter au dehors se ruptura dans son grand cul de sac. Si cette observation laisse à désirer des détails plus complets sur la forme de la solution de continuité, sur son étendue, sur l'état de ses bords et sur celui des parois de l'estomac dans le lieu où elle siégeait, ceux qui y sont donnés sur l'état général de la membrane muqueuse de ce viscère, tant sous le rapport de sa coloration , du mucus noirâtre qui y était adhérent, de la masse alimentaire qu'elle contenait, que sous celui de l'odeur singulièrement acide du liquide épanché au milieu duquel surnagent des pellicules de prunes, achèvent d'établir la plus grande analogie entre ces deux observations, recueillies à plus d'un siècle d'intervalle.

Cette observation, souvent citée par les médecins qui se sont occupés de l'étude des perforations de l'estomac, n'a jamais été rapportée en entier; nous avons cru devoir la transcrire textuellement afin que chacun pût en bien apprécier la valeur.

Nous allons en rapporter une troisième qui, quoique moins complète que les deux précédentes, s'en rapproche beaucoup par la cause qui l'a produite et par les résultats qu'elle a donnés.

OBS. III. (par R. G. Gastellier). *Signes extérieurs d'une santé parfaite, ingestion de groseilles; au milieu de la nuit développement subit de douleurs atroces dans la région de l'estomac; mort sept heures après; deux perforations à la partie moyenne et antérieure de la grande courbure.* — Mademoiselle Deverteron , pensionnaire au couvent des dames dominicaines de Montargis , après avoir passé la soirée du 27 juillet 1775 fort gaiment dans les jardins, et y avoir même chanté jusqu'a onze heures, se retira avec ses compagnes pour aller se coucher; elle dormit d'un bon sommeil jusqu'à trois heures du matin, qu'elle fut éveillée par des douleurs d'estomac les plus aiguës, douleurs si violentes qu'elle réveilla toute la maison. Comme ces dames avaient une pharmacie bien assortie , elles essayèrent quantité de remèdes calmants et autres, et le tout sans le moindre soulagement. Je vis la malade sur les sept heures, avec tous les signes précurseurs d'une mort prochaine, que j'annonçai à la supérieure , madame de Champignelle, à qui je fis part en même temps de mes soupçons sur la cause d'une mort aussi précipitée, que j'attribuais à l'action délétère de quelque poison. La supérieure me répondit que cela n'était pas et ne pouvait pas être, en ce que les religieuses, les grandes et petites pensionnaires, mangeaient toutes à la même table, les mêmes aliments et préparés dans les mêmes ustensiles de cuisine dont on avait le plus grand soin, et que d'ailleurs elle était la seule de la maison qui fût malade. Enfin, elle expira sur les dix heures, ce qui, au total, depuis l'invasion de sa colique jusqu'à sa terminaison, n'a fait que sept heures.

Informé de la mort presque subite de cette demoiselle, je demandai à madame la supérieure la permission d'ouvrir son cadavre pour m'instruire, si toutefois la chose était possible, de la cause qui avait pu la déterminer d'une manière si précipitée : Madame la supérieure et toutes les religieuses de crier anathème contre moi et contre l'indécence de ma proposition. D'après ce refus, j'allai aussitôt trouver le lieutenant général de police (M. Aulmont), qui fit sur le champ une ordonnance de police, par laquelle il nomma M. Jolly, chirurgien en chef de l'Hôtel-Dieu et moi pour procéder de suite à cet examen, à l'effet de constater le genre de mort.

Après avoir fait la section des téguments, des muscles abdominaux et du péritoine, qui n'étaient nullement altérés, nous vîmes des grains de groseilles rouges épars çà et là sur les viscères du bas-ventre et même quelques uns avec leurs grappes entières, ce qui nous annonça quelques perforations, soit à l'estomac, soit au tube intestinal. Nous examinâmes d'abord, dans sa position naturelle, l'estomac qui nous parut plein, et nous aperçûmes dans la partie moyenne et antérieure de sa grande courbure, deux perforations de forme orbiculaire et d'une grandeur telle qu'aurait pu former une balle de plomb. Nous examinâmes l'omentum, le diaphragme, en un mot tous les organes adjacents, tous étaient dans leur état naturel. Cet examen étant fini, nous détachâmes l'estomac de toutes les parties environnantes pour en examiner l'intérieur avec plus de facilité. L'ouverture faite avec soin et au dessus des perforations, nous trouvâmes tous les aliments du souper de la veille sans être altérés; et après l'avoir entièrement vidé, nous vîmes les deux trous comme si deux balles y avaient passé, et sans y trouver aucuns débris de pièces emportées, seulement les bords amincis et livides, ce que nous n'avions point observé à l'extérieur de ces perforations; du reste, rien qui pût annoncer l'existence d'aucune espèce de poison. (*Journ. de méd. et de chir.*, t. 33, p. 24.)

Ici, comme dans les deux observations précédentes, c'est une jeune personne qui, d'après la gaîté qu'elle manifestait quelques heures avant l'invasion des douleurs, devait être en bonne santé. Ce sont encore des aliments réputés indigestes, groseilles avec leurs pellicules et leurs grappes, qui deviennent la cause occasionnelle de ces douleurs. Il est à regretter que Gastellier n'ait pas indiqué l'état grave dans lequel se trouvait la malade au moment où il fut appelé près d'elle, puisque cet état lui annonçait une fin prochaine. Pour ce médecin, qui crut d'abord à un empoisonnement, il devenait nécessaire de tout noter avec le plus grand soin, et on ne s'explique pas comment il a pu négliger de le faire. Quoi qu'il en soit, l'état de plénitude dans lequel se trouvait le ventricule indique assez que, dans les d'observations déjà rapportées, il n'a pu surmonter la force de résistance de ses ouvertures naturelles, et que ses parois se trouvant soumises à l'action de deux forces contraires, ont fini par céder sur deux points voisins. Il est encore à regretter que l'auteur n'ait donné aucun détail sur la coloration de la membrane muqueuse dans toutes ses parties, sur l'odeur, la couleur, la consistance de la masse alimentaire qui était contenue dans l'estomac, ou des portions qui s'étaient répandues dans la cavité du péritoine.

Nous pourrions rapporter plusieurs observations recueillies à diverses époques qui ont beaucoup d'analogie avec celles qui précèdent, la crainte d'étendre trop les limites de notre travail nous décide à n'en présenter qu'un résumé succinct ; il suffira, pour établir les fréquents rapports qui existent entre l'ingestion des aliments indigestes et la production de certaines solutions de continuité de l'estomac. Ainsi on trouve dans le *Sepulchretum* de Bonnet l'observation VII (1), qui est ainsi conçue :

Puella ab immodico uvarum esu trium horarum spatio extincta : ventriculus perforatus copiosum ichorem viridem continebat, qui procul dubio erat bilis æruginosa, cujus ingens erat acrimonia. (Rhod., cent. 11, obs. 53.)

____

(1) Page 66, Lib. III, Sect. VII.

Puis l'observation XLVIII (1), qui donne, sans aucun détail des accidents qui avaient amené la mort, la description d'un estomac qui fut trouvé perforé chez un commandeur d'Elcker-hausen. Il existait un épanchement dans le ventre, dans la ma-tière duquel on distinguait les pellicules de fruits ingérés la veille. La perforation de l'estomac pouvait permettre l'intro-duction du pouce, et occupait la partie moyenne de cet organe. Le sujet qui la présenta, quoique habituellement en bonne santé, s'était souvent plaint de l'épigastre.

Les Mémoires de l'Académie royale de Suède(2) contiennent l'observation d'une femme âgée de quarante ans, qui mourut au milieu des plus vives souffrances et avec un météorisme considérable de l'abdomen. Les douleurs s'étaient développées à la suite d'un repas copieux composé de choucroute et de viande. A l'autopsie, on trouva au côté interne du fond de l'es-tomac une fissure longue de trois travers de doigts et des por-tions d'aliments épanchés dans le bas ventre.

Richter rapporte (3) qu'ayant été requis pour faire l'ouver-ture du corps d'un paysan qui avait été trouvé mort, il vit l'es-tomac rempli d'une quantité énorme de pommes non mûres et peu mâchées ; sa face antérieure présentait un trou de quatre travers de doigt, et, près de l'orifice gauche, une autre ouver-ture pouvant recevoir trois doigts.

Enfin, une dernière observation serait celle qui est consi-gnée dans le *Journal de médecine et de chirurgie* par le docteur Rathelot, de Dijon. Nous en avons donné quelques fragments dans l'exposé historique qui commence ce travail.

L'absence des vomissements est un fait qui se trouve dans presque toutes les observations que nous venons d'indiquer. Chaussier le donnait comme un de ces caractères de l'inflamma-tion partielle de l'estomac qui précède la rupture de cet organe, tandis que le vomissement ne manque jamais d'avoir lieu dans une inflammation étendue à tout l'estomac. Nous allons rap-

---

(1) *Loco citato.* Page 80.

(2) *Abhandl. der K. Swed. Akademie* T. I. 1786.

(3) *Chirurg. Bibliothek*, T. XII.

porter une observation qui nous donnera les moyens d'apprécier l'exactitude de cette assertion.

OBS. IV. (Recueillie par le docteur Mesnard, chirurgien-major de la marine.) *Bonne santé habituelle, ingestion de choux et de lard ; développement de vives douleurs dans la région de l'estomac; absence de vomissements ; symptômes de péritonite et d'épanchement abdominal; mort au bout de vingt-quatre heures ; dilatation considérable de l'estomac sans solution de continuité.* — La femme Andreau, âgée de vingt-neuf ans, d'une constitution sèche, jouissant habituellement d'une assez bonne santé, mère d'une fille de cinq ans, avait éprouvé, dans l'espace de quatre ans, deux pleurésies, qui cédèrent facilement à l'emploi de quelques saignées locales ; elle menait une vie fort sobre, ne commettant jamais aucun excès, ni écart de régime ; elle n'avait jamais ressenti aucun embarras dans les organes digestifs, dont les fonctions s'exécutaient parfaitement.

Le 28 janvier 1837, vers les six heures du soir, cette femme fut prise tout à coup d'une vive douleur dans l'épigastre. Elle avait diné à quatre heures, et avait mangé à son repas de la soupe aux choux et une assez grande quantité de porc frais et de choux, mets qu'elle disait aimer beaucoup ; bientôt des nausées vinrent s'ajouter à l'épigastralgie. Des infusions de thé et de tilleul furent administrées et rejetées aussitôt : et ce qu'il y eût de remarquable, c'est qu'aucun aliment ne fut ramené avec ces boissons. Cet état d'angoisse, que l'espèce d'aliment ingéré faisait attribuer à une indigestion, loin de s'amender, ne faisant que s'accroître, on vint réclamer mes soins à deux heures de la nuit. Je trouvai la malade dans l'état suivant : douleur intolérable à la région épigastrique, que la plus légère pression augmente considérablement; ventre plat, rétracté et indolent; pouls un peu fréquent, non serré, la force des pulsations à peu près dans l'état normal ; langue humide, large et sans rougeur; aucune altération des traits, la face a son coloris ordinaire. L'anxiété épigastrique est extrême, et chaque fois que la malade prend quelques cuillerées de boisson pour tempérer la soif à laquelle elle est en proie, elle vomit aussitôt et dit sentir parfaitement que les boissons qu'elle veut avaler ne pénètrent pas jusqu'à l'estomac et s'arrêtent vers le milieu de la poitrine. (Cette contraction spasmodique du cardia et de l'œsophage pourra servir à faire reconnaître cette espèce d'affection de l'estomac.) Toutes les boissons, quelque petite que soit leur quantité, sont rejetées par une sorte de mouvement de régurgitation et non par un acte réel de

vomissement. Les muscles de l'abdomen paraissent ne prendre aucune part à ce mouvement qui semble s'exécuter par les seules contractions du pharynx et de l'œsophage. (Trente sangsues à l'épigastre;
julep calmant avec trente gouttes de laudanum ; lavements de têtes
de pavot laudanisés.)

Le 29 , à sept heures du matin, le même état d'anxiété continue,
il n'y a encore aucune altération des traits. Le pouls est normal et
présente seulement un peu de fréquence , soif inextinguible. Les
sangsues ont provoqué un écoulement de sang modéré , le ventre
est toujours plat et contracté, la région épigastrique est seule douloureuse. Le julep , quoique administré par petites cuillerées, a été
constamment rejeté. (Quinze sangsues à l'épigastre ; extrait gom-
meux d'opium , deux grains divisés en huit pilules, à prendre tous
les quarts d'heure, jusqu'à cessation des effets de vomissement ;
glace pour calmer la soif qui tourmente la malade, embrocations
opiacées sur l'épigastre et sur l'abdomen.)

A onze heures du matin : douleur dans l'hypochondre gauche,
survenue d'une manière soudaine ; depuis un quart d'heure, déjà
tuméfaction générale de l'abdomen , météorisme; pouls petit , fréquent , serré ; face pâle, traits fortement déprimés ; extrémités inférieures froides ; continuation des nausées , soif ardente. La malade dit avoir éprouvé , au moment où l'hypochondre est devenu
douloureux , la sensation d'un corps qui se détachait de la région
épigastrique et tombait dans l'hypochondre. Etat d'angoisse et de
désespoir. (Cataplasmes sipanisés aux jambes.)

A trois heures, le météorisme de l'abdomen s'est considérablement
accru et n'est borné que par l'extensibilité de la peau. Respiration
difficile par suite du refoulement du diaphragme ; pouls très petit,
faible et vité , extrémités glacées. (Continuation de la glace à l'intérieur , sinapismes aux jambes.)

A huit heures du soir, la respiration est devenue de plus en
plus anxieuse; les nausées et les régurgitations continuent sans que
le rejet du liquide soit jamais accompagné d'aucune portion des aliments pris la veille, et sans qu'il y ait eu d'évacuations alvines. A deux
heures de la nuit, mort. La malade a conservé jusqu'au dernier
moment l'intégrité de ses facultés intellectuelles.

Autopsie faite trente heures après la mort. Habitude du corps
grèle, poitrine étroite, abdomen énormément tympanisé. On n'ouvre
pas les cavités cranienne et thoracique.

Abdomen. A l'ouverture du ventre les gaz qui le distendent
s'échappent avec bruit, et il revient à son volume normal ; la masse
intestinale est refoulée dans la région sous-ombilicale par l'estomac,

qui présente une dilatation considérable. Une partie de la surface péritonéale, les épiploons, les mésentères, sont d'un rose foncé, fortement injectés, et portent les traces évidentes d'une péritonite aiguë. La cavité abdominale contient une certaine quantité, deux litres à peu près, d'un liquide rouge bien foncé, qui paraît être du sang étendu de sérosité. L'estomac, très volumineux, présente les dimensions suivantes : diamètre longitudinal du pylore au grand cul de sac, seize pouces; diamètre vertical près du milieu de la grande courbure, au milieu de la petite, onze pouces. Etat variqueux bien remarquable de toutes les veines qui rampent sur les parois de l'estomac, et en particulier de la veine gastro-épiploïque droite, qui, dans la plus grande partie de son trajet, a le volume de la veine sous clavière : toutes les veines affluentes sont aussi très variqueuses. Une de celles qui proviennent du grand épiploon paraît s'être rupturée et a fourni le sang qui s'est épanché dans le ventre. La tunique séreuse de l'estomac est éraillée sur plusieurs points ; elle présente à la petite courbure, près du cardia, une solution de continuité arrondie, au milieu de laquelle la tunique fibreuse fait saillie ; cette solution de continuité est de la grandeur d'une pièce de cinq francs et a une couleur brun foncé, due à du sang extravasé. L'estomac ouvert sur sa face antérieure donne issue à des gaz; il contient, en outre, une matière liquide, noire, épaisse, poisseuse, d'une odeur acide nauséeuse, mélangée avec des aliments. Dans cette masse, on reconnaît des portions de feuilles de choux qui n'ont subi aucune espèce d'altération par la fonction digestive. La muqueuse gastrique est très ramollie dans toute son étendue, et plus particulièrement vers le grand cul de sac et à la petite courbure où elle est comme diffluente. Sa couleur généralement brune devient plus foncée au voisinage du pylore et sur le trajet des troncs vasculaires, tandis que dans le grand cul de sac sa couleur est beaucoup moins obscure : sur plusieurs points elle est interrompue par des fissures peu étendues, mais qui ne correspondent pas aux éraillements de la séreuse, si ce n'est cependant à la dilacération indiquée à la petite courbure où les tuniques musculeuse et fibreuse semblent exister et sont elles-mêmes assez ramollies pour se laisser déchirer avec la plus grande facilité. Le duodénum et les intestins sont dans un état normal et ne contiennent dans leur cavité que quelques mucosités. Les autres viscères contenus dans le ventre sont sains.

Les matières retirées de la cavité abdominale et de l'estomac ont été soumises à un examen chimique. Voici quel en a été le résultat : le liquide du ventre, réagissant à la manière des alcalis, a été recon-

nu pour du sang pur. Le poids des matières extraites de l'estomac
était de quinze cents grammes. Leur couleur et leur odeur ont déjà été indiquées. Par distillation, on a obtenu un produit formé en
grande partie d'acide acétique. Le liquide obtenu par la filtration
n'a nullement précipité par l'acide sulfhydrique, l'ammoniaque et
le protochlorure d'étain. Par la noix de galle, on a eu un précipité
abondant. Par l'évaporation, on a obtenu un résidu de couleur
brune, gélatiniforme, ayant une odeur peu sensible d'osmazôme
avec persistance de l'odeur d'aliments aigris. Ce résidu, très déli-
quescent, n'a offert aucune trace de cristallisation. Par la combustion, il se dégagea une forte odeur animale, et on obtint un charbon poreux, ne contenant rien de soluble, sensible au papier de
tournesol.

Le docteur Mesnard, auquel j'avais souvent parlé des symptômes qui avaient précédé la mort de madame ***, trouvant
qu'ils avaient la plus grande analogie avec ceux qu'il obser-
vait chez la femme Andreau, m'engagea à venir voir cette malade. Je la vis. Dans l'après midi du 29 janvier, déjà le ventre
était météorisé, la respiration courte et gênée, le pouls petit,
serré, très précipité ; il y avait de fréquentes nausées, et les
efforts qu'elles suscitaient n'aboutissaient qu'à produire des
régurgitations de matières muqueuses en très petite quantité.
La peau des extrémités était humide et froide, tout annonçait
un état des plus graves ; aussi, malgré l'intégrité des fonctions
intellectuelles, nous annonçâmes aux assistants que la malade
ne passerait pas la nuit. D'après la nature des symptômes et
leur identité presque complète avec ceux notés sur le sujet
de la première observation, nous prognostiquâmes une lésion de
même nature, c'est à dire une rupture de l'estomac. A onze
heures du soir, je revis encore cette femme : le pouls étant à
peine sensible, elle demandait à grands cris qu'on la soulageât,
et pour la tranquilliser je lui fis appliquer de nouveaux sinapismes aux cuisses : trois heures après elle n'existait plus. A
l'autopsie, que nous fîmes avec notre confrère, nous ne fûmes
pas peu surpris de voir que l'estomac n'était pas rupturé, et
que la matière de l'épanchement abdominal était du sang fourni
par la rupture d'une des ramifications de la veine gastro-épi-

ploïque droite. Malgré ce désappointement, le résultat de cette
inspection anatomique ne fut pas perdu pour nous : l'état dans
lequel se trouvait l'estomac nous prouva que s'il n'y avait pas
de perforation établie, tout était disposé pour qu'il s'en formât
une avant peu, si la vie s'était encore prolongée pendant quelque temps. Ces éraillements de la tunique séreuse, ces gerçu-
res de la muqueuse, témoignaient de la puissance des efforts
que les parois de l'estomac avaient eu à supporter alors que ce
viscère était énormément distendu par le produit d'un repas
copieux et par les gaz qui avaient du se dégager d'aliments re-
connus indigestes. C'était surtout à la petite courbure, au voisinage du cardia, que la solution de continuité était le plus imminente : et, ce qu'il y a de remarquable, c'est que dans les expériences que j'ai faites sur le cadavre pour rupturer des estomacs en les insufflant avec de l'air, c'est aussi dans cet endroit
que j'ai vu les ruptures s'établir, non pas d'une manière brusque, mais graduellement ; ainsi la muqueuse cédait, puis les
autres membranes successivement.

Cette observation nous prouve encore d'une manière positive que, dans les cas de rupture de l'estomac, l'absence des
vomissements n'est pas due, ainsi que le pensait Chaussier, à
l'inflammation partielle, qu' précède l'établissement de cette
rupture ; car rien ne nous a indiqué que l'estomac de la femme
Andreau ait été le siège d'un semblable travail. La teinte rouge-
foncé indiquerait plutôt une phlegmasie générale de l'organe,
et tous les médecins s'accordent à dire qu'alors le vomissement
ne manque presque jamais d'avoir lieu, et cependant il n'a pu
se produire. Nous croyons qu'on doit rechercher la cause de ce
phénomène dans l'état de dilatation extrême où se trouve alors
le ventricule, puisque c'est presque toujours à la suite d'une
alimentation copieuse qu'on le voit se produire. C'est au reste
ce que les expériences de M. Magendie, que nous avons rapportées à la page 33, ont établi ; c'est ce que le mémoire de
M. Duplay, sur l'ampliation morbide de l'estomac, a également
démontré : pour ces deux expérimentateurs, il est constant

que plus l'estomac est rempli, moins l'acte du vomissement s'exécute avec facilité, et que souvent alors il est tout à fait impossible.

Une chose qu'il importe encore de faire ressortir à la suite de l'observation de la femme Andreau, c'est la grande analogie dans la coloration de la membrane muqueuse de l'estomac, et dans celle de la masse pâteuse qu'il contenait, avec les mêmes objets étudiés chez madame ***. Chez les deux sujets, c'est une teinte sombre, allant du rouge au brun, c'est un état comme contus des parois de l'estomac, c'est enfin dans les deux cas un liquide d'un noir brun exhalant une odeur aigre très prononcée, et contenant une forte proportion d'acide acétique.

Dans les quatre observations que nous venons de rapporter, et dans celles que nous avons seulement indiquées, les sujets jouissaient en apparence d'une bonne santé; quelques uns étaient parfois tourmentés d'un léger trouble dans les fonctions de l'estomac, trouble qui ne se reproduisait qu'à de longs intervalles : mais tous avaient les attributs extérieurs d'une constitution saine, et rien ne pouvait faire supposer qu'ils succomberaient aussi promptement. Si l'on étudie l'ensemble des symptômes qu'ils ont présentés, on voit qu'avant la manifestation de ceux qui caractérisent l'épanchement abdominal et la péritonite qui en est la suite, il y a eu un état d'angoisse causé par des douleurs atroces dans la région de l'estomac, douleurs qu'on ne peut mieux comparer qu'à celles produites par un étranglement interne. Cette première période de la maladie s'est prolongée d'autant plus, que l'estomac a résisté plus énergiquement. Dans la dernière même, l'estomac ne s'est pas rompu, l'épanchement ayant été produit par une autre cause.

Nous allons rapporter deux observations de perforation dans lesquelles ce premier temps de la maladie a presque complètement manqué : l'estomac présumé malade depuis longtemps s'est rupturé d'une manière subite peu de temps après avoir été rempli d'aliments réputés indigestes, et alors qu'il contenait des substances tout à fait réfractaires à l'action du suc gastrique.

Obs. V (Recueillie et communiquée par le docteur Pros, médecin à Rochefort). *Teint pâle, jaune et plombé; douleurs fréquentes de l'estomac; ingestion de haricots rouges; pas de vomissements, douleurs abdominales très vives, symptômes de péritonite et d'épanchement; mort quarante-trois heures après l'invasion; perforation à la partie postérieure de l'estomac.*— Dans la nuit du 24 au 25 août 1831, je fus appelé auprès d'Adèle Verrier, tailleuse, âgée de vingt-trois ans, atteinte, disait-on, d'une violente colique d'estomac. En arrivant, je trouvai la malade debout, le corps penché en avant, soutenue dans cette attitude par sa mère et par une autre femme. Son teint, habituellement d'un jaune pâle et plombé, était encore plus terne que de coutume ; ses traits étaient décomposés, son ventre tendu, douloureux, fort sensible à la pression, particulièrement au dessous de l'ombilic. Adèle jetait, à de courts intervalles, des cris déchirants, auxquels succédaient des nausées et des efforts de vomissements sans éjection d'aucune matière. Ma première impression fut que cette fille était en mal d'enfant ; cependant je n'en manifestai rien, et j'attendis quelques instants avant de prendre une détermination.

Adèle, sujette (suivant son expression) à des coliques d'estomac, avait peu mangé ce jour-là. Son dernier repas, composé de haricots rouges, s'était fait à six heures du soir, en commun, avec les personnes chez lesquelles elle avait travaillé. Il était près de minuit lorsque j'arrivai auprès d'elle, et les douleurs avaient toujours été en augmentant depuis huit heures. M'arrêtant, d'après les symptômes, à considérer ce qu'éprouvait cette fille comme le résultat d'une indigestion, je prescrivis des infusions légères de thé et de fleurs de tilleul, une potion éthérée et des lavements émollients.

Je retournai chez la malade à quatre heures du matin : ce développement subit et déjà si considérable du ventre m'inquiétait. Une rupture de la rate sans cause externe, que j'avais observée deux ans auparavant chez une femme du faubourg, se présenta à mon esprit ; dès lors je ne vis plus chez Adèle Verrier qu'un semblable accident dont l'estomac devait être le siège, et à cette seconde visite ma conviction devint telle, que je l'annonçai hautement aux nombreuses personnes que la maladie grave d'Adèle rassemblait dans la maison, et qui m'accablaient de questions à son égard. A quatre heures du matin, le ventre avait beaucoup grossi ; l'ingestion des boissons était douloureuse, la malade prétendait suivre la marche du liquide et en reconnaître la température à travers les intestins et jusque dans le petit bassin. Il y avait de temps en temps des nausées; la respiration était anxieuse et la face grippée : une terminaison funeste n'était plus douteuse.

Toute la journée du 25 fut navrante ; le soir les extrémités devinrent froides et vergétées, le pouls presque totalement effacé. Le 26 au matin, la mort était imminente.

Pendant une absence de deux heures que je fis de Rochefort, un autre médecin fut appelé. Attribuant cet état pathologique à une inflammation de l'utérus, il avait prescrit une forte application de sangsues. Adèle Verrier mourut le 26, vers midi, après quarante-trois heures d'agonie.

Ayant obtenu de la famille l'autorisation de faire l'autopsie, j'invitai quelques uns de mes confrères à se réunir chez moi : deux (MM. Dubois et Constantin) s'y rendirent. Je leur fis part de ce que j'avais observé, de ce que j'avais fait, et de mon opinion sur la lésion qui devait exister.

L'ouverture des parois de l'abdomen donna lieu à un dégagement considérable de gaz et à l'écoulement d'un litre à peu près d'un liquide roussâtre, mêlé de débris d'aliments non digérés ; dans les circonvolutions intestinales, nous trouvâmes quelques haricots rouges intacts ; et, en soulevant l'estomac, nous découvrîmes à la face postérieure de ce viscère une ouverture ronde de quinze à dix-huit lignes de diamètre, à bords amincis, frangés et légèrement phlogosés, qui leur avait donné issue.

Nous fûmes d'accord, mes confrères et moi, pour reconnaître que la sensation qu'éprouvait la malade lors de l'ingestion des boissons était l'indice que dès le 25 au matin la rupture de l'estomac était effectuée.

Chez la fille Verrier, la teinte plombée de la face, les souffrances habituelles qu'elle ressentait dans la région de l'estomac, donnent lieu de penser qu'il y avait chez elle une altération ancienne de l'estomac, dont la nature se rapprochait probablement de celle observée sur la femme dont Desgranges a rapporté l'histoire (1). Des aliments réputés indigestes sont encore la cause occasionnelle de l'évènement. Il est à regretter

____

(1) Page 389.

qu'on n'ait pu apprécier ce qui s'était passé au moment où ces vives douleurs se développèrent, mais il nous semble positif que la solution de continuité existait non seulement dès le 25 au matin, mais qu'elle datait du 24 au soir, c'est à dire peu d'instants après l'invasion des douleurs. La nature des symptômes observés par le docteur Pros, à sa première visite, prouve qu'il y avait déjà péritonite, et le mode de coloration de la membrane muqueuse de l'estomac, des matières qu'il contenait et du liquide épanché, indique combien les parois de l'estomac ont peu résisté et combien la première période de cette résistance a du être courte. Dans cette observation, l'absence des vomissements doit être expliquée plutôt par le fait de la perforation du ventricule que par son état de dilatation et par le spasme et l'œsophage qui en est ordinairement la suite. Quoique la déglutition fût douloureuse, elle n'était pas empêchée, et la malade suivait pour ainsi dire ses boissons jusque dans la cavité péritonéale.

OBS. VI. (Recueillie et communiquée par le docteur Mollet, médecin à Brest.) — *Teint pâle, tristesse habituelle, de loin en loin douleurs atroces dans l'hypochondre gauche, menstruation régulière, santé regardée comme bonne; ingestion d'une assez grande quantité de haricots: développement d'une douleur aiguë dans l'abdomen, à la suite d'un effort de défécation immédiatement après le repas, symptômes de péritonite et d'épanchement abdominal. Mort trente heures après l'invasion; deux perforations à l'estomac.* — Mademoiselle H****, âgée de dix-sept ans, d'un tempérament nerveux, habituellement pâle, jouissait en apparence d'une très bonne santé depuis plusieurs années. La menstruation, établie chez elle quinze mois auparavant, avait toujours été régulière; seulement elle se plaignait depuis lors, de loin en loin, d'une douleur sourde dans l'hypochondre gauche, mais qui ne fut jamais assez vive pour fixer son attention, ni celle de ses parents. Depuis près de trois mois cette douleur s'était totalement dissipée: la malade ordinairement triste était devenue beaucoup plus gaie, son appétit avait notablement augmenté; elle semblait annoncer une parfaite santé, lorsque le 14 octobre 1836, après avoir dîné avec plaisir et mangé une assez grande quan-

tité de haricots, elle éprouva le besoin d'aller à la garderobe, et
fit à cet effet un léger effort qui fut suivi immédiatement d'une douleur tellement atroce dans le ventre qu'elle jeta un cri aigu qui at-
tira ses parents. Elle fut trouvée étendue sur le plancher , la face
décomposée et ne pouvant articuler que quelques mots. Arrivé
près d'elle, peu d'instants après , je la vis dans un état fort alar-
mant, et mon prognostic fut des plus fâcheux. La face était grippée,
les lèvres décolorées , la respiration précipitée, la voix presque
éteinte, le pouls imperceptible, les extrémités froides , le ventre
dur, balloné, offrant une sensibilité excessive, la douleur de l'abdomen s'étendant jusqu'à l'épaule gauche : enfin elle présentait
tous les symptômes d'une péritonite sur-aiguë, dont la violence et
la marche rapide ne pouvaient guère être attribuées qu'au passage
des aliments dans la cavité du péritoine, par suite de la rupture de
quelque partie du tube digestif.

Je m'occupai d'abord de réchauffer les extrémités ; je fis administrer une infusion chaude de tilleul, et je réclamai le concours de
deux praticiens justement estimés. Au bout d'une heure le pouls
devint un peu sensible, la chaleur reparut , excepté aux pieds, et
la malade éprouva un vomissement abondant d'aliments non
digérés. Un lavement huileux détermina des déjections très co-
pieuses de matières fécales de bonne nature. On appliqua quarante
sangsues sur l'abdomen, l'écoulement de sang parut apporter un
peu de soulagement , le ventre devint plus souple, la face prit un
meilleur caractère, la voix devint plus naturelle, et la malade
éprouva une tranquillité de quelques heures, mais qui fut bientôt
suivie du retour de tous les accidents; ils allèrent en s'aggravant
jusqu'au moment où la mort vint mettre un terme à d'aussi cruelles
angoisses, trente heures après leur invasion.

L'ouverture du cadavre fut faite vingt-huit heures après la mort.
Les viscères de la poitrine n'offrirent rien de particulier. L'abdomen,
distendu par une grande quantité de gaz, présentait les traces d'une
péritonite très étendue; la cavité du péritoine contenait environ une
pinte d'un liquide séro-purulent mêlé à une assez grande quantité
de substances alimentaires. Le foie était volumineux , très pâle. La
rate, de couleur lie de vin, était ramollie, comme pulpeuse, s'écra-
sait entre les doigts avec une très grande facilité. L'estomac était
pâle, affaissé, et présentait vers le milieu de la grande courbure un
trou du diamètre de huit lignes, arrondi comme s'il eût été fait
avec un emportepièce. Vers le point diamétralement opposé on re-
marquait, sur la petite courbure, une seconde perforation beau-

coup plus considérable, de forme moins arrondie, et offrant au moins un pouce de diamètre. La membrane muqueuse gastrique, généralement pâle, présentait en outre plusieurs plaques brunâtres, ramollies, et comme pulpeuses, qui s'étendaient vers le pylore, et qu'on retrouvait aussi sur la muqueuse duodénale. Le reste du tube intestinal était parfaitement sain, ainsi que tous les autres viscères abdominaux.

Dans cette observation, comme dans la précédente, l'estomac était probablement le siège d'une affection ancienne dont il est difficile de préciser la nature ; mais les douleurs sourdes que mademoiselle H*** avait éprouvées de loin en loin dans le côté gauche, la pâleur habituelle de son teint, son état de tristesse dans un âge où l'on est naturellement porté à la gaîté, indiquent qu'un organe intérieur était en proie à une lésion quelconque : et quoique cette lésion n'influât pas d'une manière sensible sur son état extérieur, puisqu'on la regardait comme en bonne santé, elle n'existait pas moins. La suite a prouvé que l'organe malade était l'estomac, puisqu'après avoir mangé une grande quantité de haricots (aliment des plus indigestes), dans le moment où ce viscère commençait son travail de chimification, il suffit d'un effort de défécation pour en opérer la rupture sur deux points différents. L'établissement de ces deux ouvertures est immédiatement suivi du développement d'une péritonite suraiguë qui tue la malade en peu d'heures. Ainsi dans cette circonstance, comme dans celle qui précède, absence de ce premier temps des symptômes que nous avons indiqué dans les quatre premières observations. A l'autopsie, l'estomac, perforé en deux endroits, est pâle et affaissé, ce qu'on explique très bien par le peu de résistance qu'il a offert à l'effort qui l'a rupturé. Le liquide épanché est séro-purulent ; c'est un produit de l'inflammation du péritoine. Quant à la forme des perforations que le docteur Mollet compare à celle qu'aurait pu produire un emportepièce, elle ne prouve rien en faveur de l'existence, possible du reste, d'un travail d'ulcération ou d'érosion ; car, dans presque toutes les expériences que j'ai faites pour rupturer des estomacs sur le cadavre, j'ai vu ces solutions de continuité affecter la forme arrondie. Il y a peu de jours même (Voy. la note de la page 397), en voulant insuffler l'estomac d'un homme qui avait succombé à une méningite aiguë, au moment où je soulevais l'extrémité pylorique, le liquide en se déplaçant opéra une rupture à la grande courbure, et cette rupture, faite instantanément sous mes yeux, avait une forme arrondie, et ses bords étaient disposés de cette sorte qu'on aurait pu croire à une perte de substance égale de toutes les tuniques de l'estomac.

Nous pourrions encore rapprocher des deux observations précédentes celle qui a été recueillie par le docteur Duparcque, et communiquée à l'académie royale de médecine le 24 mai 1831, nous nous bornerons à en donner une courte analyse :

OBS. VII. Une jeune personne chlorotique offrait un développement très marqué des systèmes musculaires et graisseux. Jamais elle n'avait éprouvé de dérangement dans les digestions, seulement, tout le temps de leur durée, il y avait une espèce de tumeur brusque à l'abdomen accompagnée de coliques et d'éructation. Le vingt-six février, deux heures après son dîner, qui s'était composé d'un potage à l'œuf, de veau aux pommes de terre et d'une tasse de café à l'eau, cette demoiselle eut un éternuement auquel succédèrent des douleurs vives et brûlantes dans l'hypochondre gauche. Bientôt il survint des nausées, des efforts de vomissements, qui n'aboutirent qu'à l'expulsion de gaz et d'une petite quantité d'un liquide visqueux, acide à la gorge. Le lendemain, à huit heures du matin, à la visite du médecin, la malade était affaissée, la figure altérée, les yeux mornes, les extrémités froides et violettes, le pouls petit, le ventre énormément distendu, météorisé. Elle expira peu d'instants après.

L'autopsie a présenté une inflammation de la portion du péritoine qui recouvre la face concave du foie et de celle qui enveloppe la rate. L'estomac était perforé à sa partie gauche et supérieure à deux pouces du cardia ; il offrait une ouverture circulaire d'une ligne environ de diamètre. L'état général de cet organe semblait indiquer une lésion ancienne ; mais la cause déterminante de la rupture, de l'épanchement et des accidents qui en ont été la suite, se trouve nécessairement dans l'ingestion d'aliments et dans l'effort d'éternuement qui eut lieu au moment où l'estomac réagissait pour les assimiler.

§ IV.

HISTOIRE GÉNÉRALE.

Les faits rapportés dans le chapitre précédent prouvent la coïncidence fréquente des solutions de continuité de l'estomac avec l'état de réplétion de cet organe. Les quatre premières observations démontrent que, dans l'espèce humaine, il peut arriver que l'estomac ne puisse se débarrasser des matières qu'il contient, parce que la résistance que présentent habituellement les ouvertures cardia et pylore ne peut être vaincue par la force de l'organe lui-même ou par celle des muscles qui dans l'état normal exécutent le vomissement. L'estomac se trouve alors, accidentellement chez l'homme, dans des conditions semblables à celles où il est naturellement chez le cheval, qui, comme on le sait, ne vomit que très difficilement. On ne doit donc pas être étonné de voir cet organe, ainsi rempli de substances fermentescibles, baigné à l'intérieur par des liquides très acides qui tendent à diminuer la force de résistance de ses parois, et soumis aux efforts convulsifs de muscles dont la puissance est si grande, finir par se rompre sur un ou plusieurs points. Les hippiatres, qui se sont occupés de l'étude des gastrobroses dans l'espèce chevaline, reconnaissent deux temps distincts dans les symptômes qui signalent ces graves lésions.

Premier temps. — Coliques violentes, retour des aliments ou des gaz par les naseaux, précédé de fortes contractions par lesquelles l'animal cherche à allonger le cou : cet état peut durer plusieurs heures.

Deuxième temps. — Changement subit de symptômes : les efforts de vomissement sont arrêtés, le cheval ne se débat plus,

une sueur froide couvre son corps, la respiration est très accé-
lérée, le pouls très fréquent et petit ; si le cheval est couché il
se relève, et la mort termine promptement les souffrances (1).

Or, ces deux temps bien distincts ont été marqués dans les
deux premières observations. A l'agitation, au malaise général,
aux vives douleurs dilacérantes, a succédé du calme lorsque la
solution de continuité venait de s'établir. La durée de cette première période, que nous nommerons période de résistance, est
en raison de la force des parois du ventricule. Nous avons vu,
par les deux dernières observations, qu'elle manquait lorsque
cet organe était le siège d'un travail morbide plus ou moins
ancien.

S'il fallait exprimer notre opinion sur la nature de l'état
particulier dans lequel se trouve l'estomac pour que l'acte du
vomissement soit tout à fait empêché, nous dirions que nous
l'attribuons à un état d'inertie, à une sorte de paralysie, ainsi
qu'on l'observe sur la vessie. Pour appuyer cette manière de
voir, nous aurions à citer 1° l'opinion du docteur Zink qui
croit que l'indigestion doit être attribuée à l'inertie de l'estomac, laquelle fait que la masse alimentaire entre dans une fermentation aigre qui la rend impropre à former le chyle (2).
2°Nous ferions remarquer que, dans les divers cas de perforations
de l'estomac survenues pendant le travail de la digestion stomacale, jamais ce viscère ne s'est complètement vidé, quelque dé-
clive que fût la position de la perforation, ce qu'on ne peut
expliquer que par l'absence des mouvements péristaltique et
antipéristaltique. 3° Enfin nous pourrions nous appuyer sur
les idées de M. Duplay, rapportées dans le Mémoire dont
nous avons déjà parlé (3), sur la paralysie de l'estomac
considérée comme une des causes de l'ampliation morbide de

---

(1) *Observations sur le vomissement dans le cheval*, par Delaguette.
Recueil de Médecine vétérinaire.—1825, p. 8.

(2) Mémoire lu à la Société de Lausanne, le 4 février 1824, inséré
dans le *Journal complém. des sciences med.*, t. XVIII, p. 81.

(3) *Archives de Médecine*, t. III, 2ᵉ série, p. 346.

l'estomac. Il y aurait cependant cette différence à établir que lorsque la paralysie se forme d'une manière instantanée, au lieu de n'augmenter que la capacité de l'organe, elle peut le prédisposer à se rupturer.

L'existence des solutions de continuité de l'estomac par cause mécanico-organique étant maintenant un fait démontré, nous croyons devoir dire, avant de commencer à nous occuper de leur histoire générale, que nous ne prétendons nullement nous rendre raison, par l'influence de cette seule cause, de toutes les perforations dites spontanées : il en est encore un grand nombre dont la science, dans son état actuel, ne peut expliquer le mode de formation. C'est en apportant à l'étude des symptômes qui les précèdent et qui les accompagnent, à l'examen anatomique de leur forme, de leur étendue, de leur disposition, l'attention la plus scrupuleuse, qu'on pourra arriver enfin à pouvoir faire une histoire complète de ces graves solutions de continuité.

Causes prédisposantes —Les femmes paraissent plus exposées que les hommes aux perforations spontanées de l'estomac : du moins les six observations que j'ai rapportées ont été recueillies chez des personnes de ce sexe. A quoi doit-on attribuer une semblable prédisposition? serait-ce à la modification que l'estomac présente dans sa forme, et que S. Th. Sœmmering a attribuée à la pression continue qu'exercent sur l'épigastre les corsets trop serrés? Je laisse à d'autres le soin de décider cette question.

Toutes les modifications tendant à diminuer la force de résistance des tissus qui entrent dans l'organisation de l'estomac, le prédisposent à des ruptures, surtout lorsqu'il est distendu par des substances alimentaires : deux observations, celles V et VI, nous ont prouvé qu'il suffisait alors d'un simple effort pour les produire.

Les personnes tourmentées par des épigastralgies fréquentes, celles dont les digestions laborieuses sont accompagnées de dégagement considérable de gaz, paraissent plus exposées à ce mode de solution de continuité de l'estomac.

Causes déterminantes.—Dans toutes les observations que nous avons recueillies, des aliments de nature indigeste ont été la cause occasionnelle des accidents qui ont précédé la rupture. Aussi croyons-nous que toutes les causes capables de produire l'indigestion peuvent également occasionner des solutions de continuité de l'estomac ; en d'autres termes, dans tous les cas d'indigestion, on doit craindre une gastrobrose, si l'estomac, en butte aux efforts de vomissement, ne peut se vider par aucune de ses ouvertures naturelles.

Marche de la maladie. — Selon que l'estomac est plus ou moins résistant, les phénomènes qui précèdent sa rupture sont différents. Dans le premier cas, c'est à dire quand on le suppose sain, on voit, quelques heures après le repas, plus ordinairement celui du soir, et quelque temps après s'être mis au lit, les malades être saisis brusquement d'une violente douleur dans la région de l'épigastre, avec pesanteur et gonflement de cette partie : ils comparent la sensation qu'ils éprouvent à celle que produirait une forte pression à la base du thorax. Bientôt des nausées, des efforts de vomissement, se manifestent, mais ils n'aboutissent qu'à faire rejeter par la bouche de très petites quantités de matières glaireuses ou pituiteuses : une grande anxiété accompagne cet état. Il n'y a pas d'évacuations alvines, ou si on en obtient à l'aide de lavements, elles sont formées de fèces bien liées, résidu évident des digestions antérieures. Pendant cette première période de la maladie les sujets sont tourmentés d'une agitation extraordinaire, ils se roulent sur leur lit, se couchent tantôt sur le ventre, tantôt sur le dos, se pelotonnent parfois sur eux-mêmes, et ne savent quelle position garder. Souvent alors le ventre est rétracté à la partie moyenne, tandis que l'épigastre est tendu et douloureux. La déglutition des liquides, quoique facile, provoque presque immédiatement des nausées et par suite le rejet des boissons qu'on a voulu ingérer. Quelques malades (obs. IV) ont la conscience qu'un obstacle s'oppose à l'introduction des boissons dans l'estomac; ils en sont d'autant plus affligés que le plus ordinairement une soif vive les dévore. La langue est pâle, large et humectée : cet état ne varie pas pendant toute la durée de la maladie. Le pouls est lent, régulier, quelquefois un peu serré. Cet état d'angoisses pénibles est interrompu par des moments de calme, de courte durée, à la suite desquels les accidents se reproduisent avec une nouvelle intensité. A la suite d'efforts occasionnés par une crise plus violente que les autres, les symptômes s'aggravent et changent de caractère. Quelques malades (obs. IV et V) éprouvent la sensation d'un corps qui se déplace dans le ventre; la douleur, de dilacérante qu'elle était, devient brûlante et change de place; le ventre, d'abord douloureux à la pression, se soulève, se ballonne et acquiert une sensibilité extrême : les malades sont alors moins agités; mais à mesure que les symptômes de la péritonite se prononcent davantage, il se manifeste de nouveaux efforts de vomissement qui ne sont encore suivis d'aucun résultat; le pouls devient très fréquent, petit, serré, misérable, la peau des extrémités est froide, elle se couvre à peu près d'une sueur glaciale et visqueuse; la face, profondément altérée, exprime la terreur et l'effroi. Les malades tout en conservant l'intégrité de leurs facultés intellectuelles jettent par intervalles des cris douloureux qui peignent la vivacité de leurs douleurs; souvent alors ils expirent en demandant à boire, en se levant ou en faisant un mouvement pour changer de place dans leur lit.

Dans le second cas , c'est à dire chez les personnes qui, par des douleurs longtemps ressenties dans la région de l'estomac, par l'état général de leur individu, présentent les caractères d'une lésion de cet organe (obs. V, VI, celle de M. Duparcque), l'on voit la première période manquer complètement, et à la suite d'un effort quelconque, au moment où l'estomac est chargé d'aliments plus ou moins indigestes, la maladie débuter par les symptômes d'une péritonite avec épanchement

L'observation IV, où l'épanchement abdominal était du à la

rupture d'une veine épiploïque, prouve que le diagnostic de ces redoutables lésions n'est pas toujours facile à établir.

Prognostic.—Le prognostic d'une pareille succession de symptômes est des plus graves. On ne possède pas d'exemple à la suite d'accidents semblables où la mort ne soit survenue. Pendant la première période, quand on croit n'avoir qu'une indigestion ordinaire à traiter, on attend avec impatience le moment où l'estomac pourra se vider des matières qu'il contient : les chances de guérison sont alors assez nombreuses, elles s'évanouissent toutes du moment où la perforation est établie. Sous ce rapport, le prognostic des perforations dites spontanées est plus grave que celui des perforations qui s'établissent lentement à la suite d'un travail morbide plus ou moins long ; car après celles-ci l'épanchement se trouve souvent circonscrit par des adhérences favorables qui se sont établies pendant la durée du travail précurseur. L'observation de Delpech, citée page 398, en est un exemple consolant qu'on ne saurait trop se rappeler quand on se trouve en présence de pareils faits.

Traitement.—Du moment où la perforation est établie, et où un épanchement formé dans le ventre a provoqué le développement d'une péritonite suraiguë, on a si peu de chances de voir les moyens thérapeutiques mis en usage être suivis d'un résultat favorable, qu'on pourrait s'abstenir de les indiquer. Cependant on conçoit que, d'après l'état de concentration à l'intérieur des forces de la vie, on doit chercher à exciter, à stimuler la périphérie par l'emploi des rubéfiants, des vésicants, de la chaleur constamment entretenue à l'aide de bains d'enveloppe ou de tout autre moyen topique. Toute prescription à l'intérieur ne pouvant que fournir de nouveaux matériaux à l'épanchement, il est rationnel de s'en abstenir. De très petites quantités d'eau froide, ou quelques morceaux de glace pourront être permis, afin de calmer la soif qui tourmente les malade. Si le pouls se relevait, si quelques symptômes de réaction commençaient à paraître, il faudrait recourir de suite à des moyens énergiques, pris dans la classe des anti-

phlogistiques, pour combattre l'inflammation du péritoine ;
mais, je le répète, la mort, le plus ordinairement, suit trop
promptement un pareil accident, pour qu'on puisse espérer le
guérir dans sa deuxième période.

C'est donc au début des douleurs, alors que l'estomac, encore intact, se trouve distendu par des aliments et par les gaz
qui s'en dégagent, qu'il faut agir afin de prévenir sa rupture.
La seule indication à remplir serait de le vider des matières
qu'il contient, et le meilleur moyen à employer pour y parvenir
serait la pompe stomacale que Dupuytren et Astley-Cooper ont
tant préconisée. Je n'ai point essayé de me servir de cet instru-
ment, dans les deux observations III et IV, parce que j'igno-
rais d'abord la gravité des affections que j'avais à combattre. Si
aujourd'hui un accident de même nature se présentait à mon
observation, je ne balancerais pas à y recourir, et j'agirais alors,
omme dans les cas d'empoisonnement par des substances toxiques après avoir vidé le ventricule, je le laverais aussi exac-
tement que possible avec une décoction émolliente. Un traitement antiphlogistique sévère serait ensuite employé afin de
prévenir les accidents inflammatoires qui pourraient être la
suite de l'état de souffrance de l'estomac. J'insisterais particulièrement dans les premiers jours sur une diète sévère, et pendant longtemps sur l'abstinence des aliments solides. Plus
tard, quand on pourrait se relâcher d'une semblable sévérité,
je donnerais le conseil de renoncer pour toujours aux aliments
que j'ai signalés comme indigestes. A défaut de la pompe stomacale dont le prix est assez élevé et qu'il n'est pas toujours
facile de se procurer, on pourrait lui suppléer l'appareil dont
Casimir Renaut faisait usage dans les cas d'empoisonnement (1),
et dont Dupuytren s'est aussi servi avec succès. Il se compose
d'une seringue bien calibrée, munie à son extrémité d'une
longue et grosse sonde œsophagienne de gomme élastique.
Avec un peu d'exercice on parvient facilement à pratiquer le

(1) *Thèse de Paris*, an X, n° 39 in-8°.

cathétérisme de l'œsophage : l'introduction de la sonde est ce qu'il y a de plus difficile dans l'emploi de cet appareil, comme dans celui de la pompe stomacale.

Au commencement de ce travail nous nous étions proposé deux buts distincts : 1° celui d'expliquer le mode de formation d'un assez grand nombre de perforations spontanées ; 2° celui d'établir les caractères qui peuvent faire distinguer ces perforations de celles qui sont le résultat de l'action d'un poison. Par les faits divers que nous avons rapportés, par les déductions que nous avons tirées, nous croyons avoir atteint le premier de ces buts. Quant au second, il était plus difficile d'y arriver, et dans l'état actuel de la science, nous sommes forcé d'avouer que l'examen anatomique ne peut fournir que des renseignements insuffisants. C'est du moins ce qu'ont démontré les travaux de tous ceux qui, dans ce but, se sont occupés de recherches médico-légales et anatomo-pathologiques. De nouvelles difficultés paraissent même ressortir des faits que nous avons rapportés : ainsi la coïncidence des ruptures de l'estomac avec la réplétion de cet organe par des aliments, peut faire naître naturellement l'idée d'un empoisonnement pendant le repas. A l'examen de la membrane muqueuse gastrique on la trouve, particulièrement dans les observations de la première série I, II, III, IV, colorée en brun noir, offrant parfois des lignes d'un rouge vif que l'on pourrait prendre pour les effets d'une substance corrosive : les partisans des idées de Chaussier les regardent comme le résultat d'un travail d'érosion ; nous avons prouvé que c'étaient des fissures, suite de la forte distension qu'a éprouvée le ventricule. A côté de ces faits susceptibles de faire naître du doute sur la cause qui a pu les produire, il en est d'autres qui peuvent mettre sur la voie de la vérité : l'absence complète des vomissements et des selles serait, selon nous, une forte présomption en faveur de l'établissement d'une rupture par cause mécanico-organique. Car parmi les substances vénéneuses, les narcotiques et les narcotico-âcres sont les seules qui ne provoquent pas d'une manière immédiate le vomissement ou des déjections alvines, et qui agissent peu sur les organes qu'elles ne font que parcourir ; mais leur action se caractérise toujours sur les appareils sensitif et locomoteur par des phénomènes spéciaux qui n'ont pas lieu dans les perforations spontanées et qui peuvent servir à faire reconnaître leur ingestion. Enfin, nous avons dit que la promptitude avec laquelle les tissus se rupturent sur le cadavre, influait beaucoup sur la forme et sur la disposition des solutions de continuité qu'ils présentent : les inductions qu'on voudrait tirer de ces caractères n'offriraient donc que des probabilités et jamais rien de positif. C'est à démontrer chimiquement l'existence du poison dans les matières que contenait l'estomac, ou dans les parois même de cet organe, que doivent tendre les efforts des médecins appelés à donner à la justice des renseignements qui puissent l'éclairer ; du moins le résultat de nos recherches ne nous a rien offert qui pût y suppléer.

APPENDICE.

Obs. VIII. (Recueillie par M. Prosper Rejou, docteur en médecine, chirurgien-major de l'artillerie de la marine à Rochefort.) — *Apparence de santé parfaite au moment des accidents, ingestion de haricots, peu d'heures après développement de douleurs atroces dans la région de l'estomac, pas de vomissements, plus tard symptômes de péritonite et d'épanchement ; mort quarante-huit heures après ; déchirure à la petite courbure de l'estomac, près du cardia.* — Marie-Angélique Pelée, âgée de trente-deux ans, fille de peine, habituellement peu réglée, d'une pauvre santé, travaillant beaucoup, se nourrissant mal, restant souvent à jeun jusqu'à trois heures de l'après-midi, et mangeant alors avec gloutonnerie, par suite sujette aux indigestions et se plaignant souvent de l'estomac, se trouvait très bien portante dans la journée du 16 avril 1842, qu'elle passa à travailler chez un habitant de la ville. C'était un jour de maigre ; on ne lui donna à son dîner que des haricots et du raisiné qu'elle mangea avec répugnance. Dans la soirée, elle fut prise tout à coup de violentes douleurs d'es-

tomac avec sentiment de plénitude de cet organe, gêne extrême de
la respiration, et violents efforts pour vomir sans pouvoir rien rendre. Toute la nuit se passa dans cet état. On lui fit prendre des infusions de tilleul et de thé; mais ces boissons, sitôt qu'elles étaient
prises, étaient immédiatement rejetées telles quelles, et au dire de
la malade elles ne pénétraient pas dans l'estomac.

Le dimanche, cette fille, souffrant davantage et se croyant em-
poisonnée (1), m'envoya chercher vers les dix heures du matin. Je
la trouvai dans une grande agitation, se plaignant d'une violente
douleur à l'estomac avec chaleur et tension de cet organe, et disant
qu'elle étouffait; les extrémités étaient froides, la face violacée,
comme grippée, la langue à l'état normal, le pouls petit et concentré.

Ne reconnaissant dans cet état aucun symptôme d'empoisonnement, je pensai avoir à traiter une forte indigestion. Je prescrivis
en conséquence quinze centigrammes de tartre stibiée dans un
verre d'eau à prendre en plusieurs doses, et quelques lavements de
mélasse. L'eau émétisée fut administrée, mais rejetée presque aussitôt sans pénétrer dans l'estomac et sans agir sur cet organe. Les
lavements amenèrent quelques garderobes de matières dures, mais
qui ne furent suivies d'aucun soulagement.

Le soir, n'ayant pu provoquer de vomissements, et comme les
symptômes persistaient et augmentaient d'intensité, que l'anxiété
devenait extrême et les souffrances atroces, surtout quand la malade était couchée, je crus à une gastro-entéralgie. J'ordonnai une
potion opiacée, quelques lavements de pavots et un bain de siège.

Dans la nuit du dimanche au lundi même agitation, mêmes souffrances; impossibilité de rester couché et de garder les boissons.
Froid glacial au dehors, peau violacée, chaleur très intense au
dedans.

Le lundi 18, je vis Angélique Pelée de bonne heure; même état
de souffrance que la veille; le ventre était tendu, ballonné; il
n'y avait pas eu de selles depuis la veille; la langue était pâle et
froide, le pouls toujours petit; il y avait par intervalle quelques
éructations.

---

(1) L'idée d'empoisonnement, suscitée à la malade par la nature des
douleurs qu'elle éprouvait, se fortifiait encore, parce qu'elle croyait que
de l'eau de lessive était tombée dans le vase où avaient cuit ces haricots.
C'était une erreur : les personnes de la maison où elle avait passé la journée avaient mangé de ces haricots et n'en avaient pas été incommodées.

Vers les onze heures, la malade ne pouvant supporter ses douleurs sortit de son lit, voulant, disait-elle, s'ouvrir le ventre ; puis elle vint, comme une folle, réclamer chez moi des secours. Quoique demeurant dans son voisinage, je ne pus me rendre auprès d'elle que longtemps après ; on me dit alors que tout à coup son ventre avait beaucoup augmenté de volume ; et que depuis il y avait plus de calme.

L'idée me vint alors d'une perforation de l'estomac : je palpai l'abdomen qui était en effet très distendu et rempli de gaz. La malade avait plusieurs fois exprimé le besoin d'uriner sans pouvoir y satisfaire. (Fomentations huileuses camphrées, potions huileuses.) Les boissons toujours administrées à petites doses furent un peu mieux gardées. Angélique était plus calme, mais le ventre continuait à se tuméfier, le pouls baissait, la peau se couvrit d'une sueur froide et glaciale ; à cinq heures du soir, la vie s'éteignit, quarante-huit heures après l'invasion des premiers symptômes.

M. Réjou, s'étant rappelé que je m'étais occupé de recherches spéciales sur les perforations spontanées de l'estomac me conduisit chez la fille Pelée, peu d'instants avant sa mort. Pensant, comme lui, qu'elle succombait aux suites d'une déchirure du ventricule, je l'engageai à demander la permission de faire l'autopsie ; ce qui nous fut accordé. Nous la pratiquâmes le lendemain en présence des docteurs Constantin, Mesnard, Fleury. Voici quel en fut le résultat.

L'abdomen, énormément distendu, faisait une saillie considérable. En incisant les téguments, nous traversâmes une couche épaisse de tissu graisseux qui indiquait que la nutrition se faisait parfaitement. Lorsque le scalpel pénétra dans la cavité du péritoine, des gaz s'en échappèrent avec sifflement, les parois s'affaissèrent, et le ventre revint à son volume ordinaire. On reconnut peu après un épanchement assez considérable d'un liquide noirâtre contenant des pellicules de haricots, exhalant une odeur acide, et baignant les intestins grêles. L'estomac quoique affaissé sur lui-même était encore volumineux. En le soulevant avec précaution, on aperçut une ouverture arrondie ayant environ trois centimètres de diamètre, à la petite courbure non loin du cardia. L'organe fut alors détaché avec soin et enlevé avec précaution. Sa surface extérieure était légèrement marbrée de brun. A l'intérieur, il contenait une assez grande quantité du liquide aigre et noirâtre, en tout semblable à celui de l'abdomen, et, comme lui, tenant en suspension des pellicules de haricots. La membrane muqueuse avait une teinte qui variait du rouge brun au brun noirâtre, et qui était d'autant plus prononcée qu'on s'approchait davantage du lieu de la perforation. Celle-ci, un peu en *infundibulum* du côté de la muqueuse, était arrondie, et n'intéressait pas également les diverses couches membraneuses de l'estomac. Ainsi la muqueuse, beaucoup plus largement et plus irrégulièrement ouverte, présentait sur plusieurs points des espèces de fissures et d'éraillures s'étendant au delà de l'ouverture à peu près égale des autres tuniques. Dans son voisinage, il y avait de l'emphysème, et l'organe paraissait avoir été fortement contusionné. Ces parties n'exhalaient aucune odeur putride.

Les autres organes contenus dans l'abdomen n'offrirent rien de particulier.

Quand on compare cette observation, recueillie plusieurs années après avoir commencé notre travail, on est frappé de son analogie avec celle qui s'y trouve consignée sous le numéro I. C'est en effet une jeune femme, paraissant se bien porter, qui est prise tout à coup, après un repas composé d'aliments indigestes, de douleurs atroces qui ne cessent que pour faire place à des symptômes d'épanchement abdominal suivis eux-mêmes de mort peu d'heures après. Ce sont les mêmes désordres matériels, la même teinte noirâtre de la muqueuse, la même couleur brune du liquide au milieu duquel surnagent des portions de l'aliment. Chose singulière, et qui vient appuyer la théorie que nous avons émise sur la formation de ces dangereuses lésions, la déchirure siégeait au voisinage du cardia, le long de la petite courbure dans le lieu même où, à l'aide des seuls efforts d'une distension artificielle, nous vîmes les parois de l'estomac devenir d'abord emphysémateuses, puis se rupturer. Dans l'un et l'autre cas la muqueuse est gercée, fendillée sur plusieurs points. Il n'a manqué à nos expériences que la coloration brune des parties pour fournir une analogie complète avec celle qui précède ; mais cette coloration est un phénomène vital qui témoigne de la force de résistance de l'organe avant qu'il ne cède, et on ne peut l'obtenir sur le cadavre.

N'est-il pas permis de croire que si, peu d'heures après l'in-

vasion des premières douleurs, on avait tenté sur la fille Pelée
le cathétérisme œsophagien, dont nous conseillons l'emploi,
on aurait pu vider l'estomac des gaz et des liquides qu'il contenait et prévenir la déchirure qui a déterminé la mort. Mal-
heureusement nous fûmes appelé trop tard pour en donner
l'idée.

FÉLIX LOCQUIN, Imprimeur, 16, rue Notre-Dame-des-Victoires.

9 782019 284718